W0257293

Veröffentlichungen aus der
Forschungsstelle für Theoretische Pathologie

(Professor Dr. med. Dr. phil. Dr. h. c. H. Schipperges)

der Heidelberger Akademie der Wissenschaften

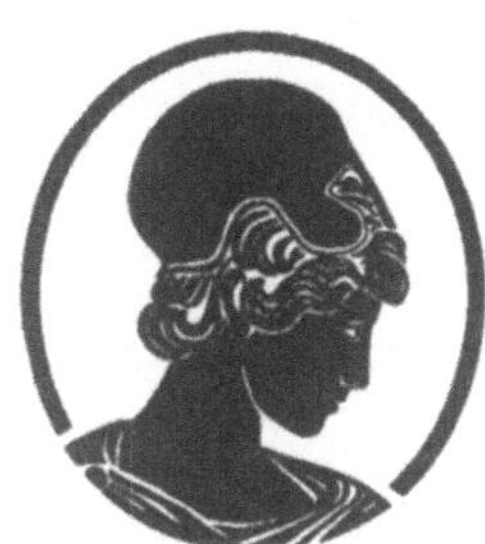

Supplement zu den Sitzungsberichten der
Mathematisch-naturwissenschaftlichen Klasse
Jahrgang 1995/96

Springer
*Berlin
Heidelberg
New York
Barcelona
Budapest
Hongkong
London
Mailand
Paris
Santa Clara
Singapur
Tokio*

H. Schaefer

Schwache Wirkungen als Cofaktoren bei der Entstehung von Krankheiten

Mit einem Geleitwort von Wilhelm Doerr

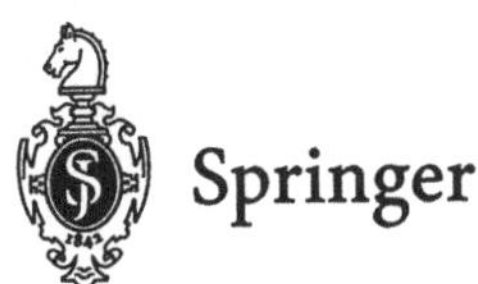

Springer

Prof. Dr. Dr. h. c. Hans Schaefer
Karl-Christ-Straße 19
69118 Heidelberg

Mit 9 Abbildungen

Die Deutsche Bibliothek - CIP-Einheitsaufnahme

Schaefer, Hans:
Schwache Wirkungen als Cofaktoren bei der Entstehung von
Krankheiten / H. Schaefer. Mit einem Geleitw. von Wilhelm
Doerr. - Berlin ; Heidelberg ; New York ; Barcelona ; Budapest
; Hongkong ; London ; Mailand ; Paris ; Santa Clara ; Singapur
; Tokio : Springer, 1996
(Veröffentlichungen aus der Forschungsstelle für Theoretische
Pathologie der Heidelberger Akademie der Wissenschaften)
ISBN-13:978-3-540-60838-7   e-ISBN-13:978-3-642-80125-9
DOI: 10.1007/978-3-642-80125-9

ISBN-13:978-3-540-60838-7

Spin: 10530471   20/3143-5 4 3 2 1 0 - Printed on acid-free paper

Zum Geleit

Wenn der Mitbegründer der wissenschaftlichen Elektrophysiologie Hans Schaefer, der Sozialmediziner und Epidemiologe aus Leidenschaft, ein Buch über die Entstehung besonders von chronischen Krankheiten vorlegt, dann bedarf dies deshalb einer *einführenden Vorbemerkung*, weil der Verfasser gern, immer wieder und gar nicht zurückhaltend in die Arbeit der Allgemeinpathologen, Biostatistiker, aber auch der Philosophen und Humangenetiker eingreift.

Monokausales Denken führt nicht zu einem Erfolg der Aufklärung der Entstehung vor allem bei einer *chronischen Krankheit*. Der Verfasser weist aber die Bedeutung bestimmter Charakteristika nach, die er im gegebenen Zusammenhang als *Risikofaktoren* verstanden wissen möchte. Diese besitzen – im Hinblick auf die Pathogenese – einige *gemeinsame* Eigenschaften. Sie geben also eine Korrelation zwischen Gesundheitsstörung und einem als ursächlich vermuteten Faktor an. *Wie* dieser die pathologische Leistung verrichtet, bleibt zunächst unklar. Hier greift der Verfasser auf das Modell einer Ätiologie zurück, um Verständnis für bestimmte pathische Konstellationen zu gewinnen. Die Epidemiologie als Nachweismethode bestimmter Zusammenhänge findet dabei und im allgemeinen nur schwache Assoziationen. Der Verfasser nennt alle Kräfte, die von Risikofaktoren ausgehen, *„schwache Wirkungen"*. Am deutlichsten liege dieses Phänomen zutage bei Erkrankungen bestimmter beruflicher Expositionen. Gleichwohl bleibt der „Mechanismus" schwacher Wirkungen letzten Endes unklar.

Genau genommen liegt die menschliche Störanfälligkeit, z.B. hinsichtlich der Krebsentstehung, in der von J. W. Harms (1924) entdeckten „Syzytiologie", d.h. der Zusammenhangslehre, bestimmt durch zellulare Individualzyklen. Danach gehört der Mensch zu den „halbstabilen Tierformen". Halbstabil sind Arthropoden, Mollusken und Chordaten. Bei diesen, daher auch beim Menschen, treten auf und interferieren „regulative" und „zellkonstante" Eigenschaften. Der Verfasser fordert nämlich ein „Zellgedächtnis", weil die schädigenden Wirkungen in oft sehr langen Zeiträumen vor sich gehen. Auf dieser „Wegstrecke" werden „schwache Wirkungen" bestimmend. Schaefer schreibt folgende Eigenschaften dem Mechanismus „schwacher Wirkungen" zu: (a) Alle biologischen Grundphänomene müssen summationsfähig sein. (b) Die Folgen „schwacher Wirkungen" haben statistisch nur kleine Risikowerte. (c) Hohe Werte für ein relatives Risiko eines Faktors entstehen gewöhnlich nur durch das zufällige Zusammentreffen auxiliärer Risiken.

„Schwache Wirkungen" rufen Krankheiten *nur* hervor, wenn *mehrere* Einwirkungen gemeinsam in Aktion treten. Eben diese multifaktorielle Pathogenese ist Schaefers zentraler Forschungsgegenstand. Es ist selbstverständlich, daß sich

Hans Schaefer mit der Allgemeinen Pathologie, der Biostatistik und Epidemiologie, aber auch mit Fragen der Humangenetik auseinandersetzen mußte. Dabei kam es im Rahmen der Arbeitssitzungen der „Kommission Theoretische Pathologie" zu temperamentvollen Erörterungen. Schaefers Werk wurde mehrfach überarbeitet. Allein die Tatsache, daß der im 90. Lebensjahr stehende Autor bereit und in der Lage war, berechtigte Kritik zu assimilieren – nämlich sich immer wieder mit grundsätzlichen Fragen der Physiologie und Pathologie auseinanderzusetzen –, lassen dieses hiermit der Öffentlichkeit präsentierte Werk als etwas sehr Besonderes, die späte Frucht jahrzehntelanger Bemühungen erscheinen.

Möge es weltweite Verbreitung *und* Beachtung finden.

Heidelberg, am 31. Oktober 1995   Wilhelm Doerr

Inhaltsverzeichnis

Danksagung

Der Autor ist den Mitgliedern der Forschungsstelle für Theoretische Pathologie sowie Herrn Prof. Dr. W. *Rüdiger* (Wien) für die Diskussion des Textes und zahlreiche Anregungen besonders dankbar. Für den Inhalt des Textes ist nur der Autor, sind nicht die Mitglieder der Forschungsstelle verantwortlich.

1 Prinzipielles über Ätiologien

Vorbemerkung. Die nachfolgenden Gedanken sind das Resultat der Beschäftigung mit den biologischen Wirkungen elektromagnetischer Felder, die in einem Forschungsverbund „Elektromagnetische Verträglichkeit biologischer Systeme" an der TU Braunschweig zusammen mit der Berufsgenossenschaft der Feinmechanik und Elektrotechnik über 2 Jahrzehnte lang untersucht wurden. Dem Verfasser oblag die wissenschaftliche Beratung und Leitung der medizinischen Probleme. Es war zu vermuten, daß elektromagnetische Felder, soweit sie biologische Wirkungen entfalten, dieses in Form „schwacher Wirkungen" tun.

Krankheiten können nur durch Faktoren aus 2 Bestimmungsbereichen entstehen: Faktoren, die durch die genetischen Eigenschaften festgelegt werden, und Faktoren, die aus der Umwelt auf diese genetischen Eigenschaften einwirken. Das Resultat einer Krankheit ist in der Regel durch Faktoren aus *beiden* Bereichen bestimmt, d.h. Krankheit ist, sofern sie nicht *rein* genetisch determiniert ist, die Folge der erbspezifischen Reaktion auf Umwelt-Einflüsse.

Diese strikte Dichotomie wird auch nicht durch das „Prinzip Psychosomatik" (Schaefer 1990) ungültig, d.h. durch die als allgemeingültig vorausgesetzte Hypothese, daß fast bei jeder Krankheitsentstehung „seelische" Faktoren eine Rolle spielen. Was auch immer unter „seelisch" verstanden werden kann: Alle Reaktionen des Nervensystems sind durch Erfahrung (also Umwelt) modifizierte Reaktionen einer höchst empfindsamen zentralen Apperception. Phänomene, welche mit Begriffen wie Begabung, Disposition, Persönlichkeit, Einstellung, Prägung, Bewußtsein, Motivation, Emotion, Angst, Aggressivität, Trieb, Gedächtnis, Erinnerung, Denken, Intelligenz, Urteilsvermögen, Verhalten, Wahrnehmung, Gewissen und dergleichen bezeichnet werden, sind teils rein genetisch bedingt, teils Reaktionen genetischer Anlagen auf Umwelteinflüsse. Letztere bedingen eine „Prägung"[*] der Reaktion der Individuen. Es gibt in dieser ätiologischen Analyse auch keinen Platz für Einflüsse einer „Persönlichkeit", da diese in derselben dichotomen Weise entsteht.

---

[*] Der Begriff „Prägung" wird hier in einer von der Verhaltensforschung als unstatthafte Erweiterung bezeichneten Weise für alle zeitlich dauerhaften, wenn auch nicht notwendigerweise irreversiblen *Beeinflussungen genetisch bestimmter Reaktionsformen durch Umwelteinflüsse* verwandt. Der von Lorenz (1965) enger gefaßte Begriff „Prägung" geht m.E. in fließenden Übergängen in alle solche Beeinflussungen über.

(Die obigen Begriffe sind dem Buche von Bresser, Medizinische Psychologie, de Gruyter, Berlin, New York 1979, entnommen.)

Die strenge Durchdenkung dieses dichotomen ätiologischen Prinzips führt zu einer Reihe von Fragen, die in der Medizin zu nicht unbeträchtlichen Denk-Schwierigkeiten Anlaß geben, und über sie soll anschließend berichtet werden.

2 Das Prinzip der multifaktoriellen Genese

In der Auffindung von Krankheitsursachen, und zwar der „Erstursachen", die Jores (1956) Ätiologien nannte, hat man bekanntlich seit langem das Prinzip einer einfachen Kausalität verlassen und das Kausalprinzip durch das nur scheinbar grundsätzlich verschiedene Prinzip der *Konditionalität* ersetzt (Verworn 1918). Mit ihm hat man nicht etwa, wie man gelegentlich lesen kann, das Kausalitätsgesetz aufgegeben oder gar für ungültig erklärt. Konditional betrachtete Ätiologien baharren natürlich auf der *kausalen* Natur aller Entstehungs-Ursachen (hierzu Schaefer 1992).

2.1 Das Prinzip besagt, daß keiner der im Zusammenwirken ätiologisch potenten Faktoren für sich *allein* bereits krankheitsbestimmend ist. Wir wollen alle Wirkungen, welche nur im Zusammenwirken mehrerer Faktoren Folgen zeitigen, *„schwache Wirkungen"* nennen. Schwache Wirkungen sind also, falls sie *allein* einwirken, Umwelt-Einflüsse ohne *manifeste Folgen*. Daß sie dennoch latente Folgen haben, ist selbstverständlich. Diese Folgen führen aber nicht zu einer Krankheit im üblichen Sinn.

2.2 Das „*Faktorenmodell*" der Krankheitsentstehung, meist unter dem Begriff des „Risikofaktoren-Modells" erörtert, ist oft kritisiert worden und hat fraglos eine Reihe von theoretischen Fragwürdigkeiten, wie sie jeder Modellvorstellung anhaften. Modelle sind der Versuch, durch Annahme bestimmter „Synergismen" einen Vorgang und dessen Ergebnis einsehbar und damit verständlich zu machen (Schaefer 1992). Man übersieht bei diesem Versuch leicht, daß insbesondere bei allen Modellen der Krankheits-Ideologien so viele Teilursachen mit ihren Teilwirkungen zusammentreten, daß das ätiologische Modell immer eine *Vereinfachung* der Wirklichkeit darstellt, also Tatsachen unbeachtet läßt, über deren Bedeutung man verschiedener Meinung sein kann. Die größte Schwierigkeit liegt aber nicht in der Vernetzung von Synergismen, sondern in dem fast niemals einsehbaren Einfluß der *Zeit*, insbesondere natürlich bei der Entstehung chronischer Krankheiten. Die Isolierung, besser Abstrahierung, bestimmter Faktoren im Fluß der Pathogenese führt also immer zu „ätiologischen Konstrukten".

2.3 Wenn aber in dem ziemlich konfusen Beginn kausaler Überlegungen zur Entstehung chronischer Krankheiten überhaupt Tatsachen ermittelt werden konnten, so nur unter Auffindung statistischer Korrelationen von möglichen Teilursachen mit der zu erklärenden Krankheitsentstehung. Der eigentlich wesentliche Schritt von dieser Korrelations-Statistik zu einer pathophysiologischen

Klärung des Details ist sehr langsam und sehr unvollständig vollzogen worden. Wie schwierig die Theoriebildung z.B. der Arteriosklerose gerade derzeit ist, lehrt ein Blick in eine moderne Darstellung dieser Detailforschung (Just u.a. 1994).

2.4 Die Folge wachsender Detailkenntnis auf zellulärer Ebene ist, daß ätiologische Hypothesen immer mehr in den Hintergrund treten. Das ist eigentlich selbstverständlich: Die Detail-Forschung bringt immer mehr Zusammenhänge zwischen den mikroskopisch erfaßbaren und morphologisch beschreibbaren Entwicklungsstufen der Krankheiten. Sie ist zunächst pathogenetisch und nicht ätiologisch orientiert (s.u.). Aber gerade diese für die Endphasen pathologischer Prozesse so typischen und entscheidenden morphologischen Daten sind einer kausalorientierten Analyse meist unzugänglich, allein schon deshalb, weil die Morphologie selten kausale Theorien zu entwickeln gestattet. Bayreuther (1978) läßt diese Schwierigkeit erkennen, wenn er seine beiden Theorien des zellulären Alterns beschreibt: Programme einerseits, welche eben in der genetischen Struktur der Zelle verankert sein müssen, und „Fehler" (vgl. Doerr 1981). Solche „Fehler" versucht man z.B. in der elektromagnetischen biologischen Verträglichkeitsforschung zu entdecken: Man sucht nach chromosomalen Abweichungen wie chromosomalen Aberrationen, Mutationen, Veränderungen von Mikro-Kernen u. dgl. (zur Problematik vgl. Schaefer 1991). Eine nur *zellulär* zu ermittelnde Ätiologie dürfte es schwerlich geben. Der Weg von der Umwelt zur Zellphysiologie ist zu weit und vor allem zu unübersichtlich. Man kann ihn, wenn man moderne Schlagworte liebt, wohl auch *„chaotisch"* nennen. Alle diese Tatsachen bewirken, daß es zu einer merkwürdigen Dichotomie der Faktoren-Modelle kommt: Faktoren im zellulären Bereich, die relativ wenig mit unserem täglichen Leben zu tun haben, und epidemiologisch begründete Modelle, die relativ wenig mit der Mikrophysiologie der Zelle zu tun haben.

2.5 Die Tatsache, daß „Faktoren", welche für die Krankheitsentstehung bedeutsam sind, beim *Menschen* grundsätzlich nur epidemiologisch nachgewiesen werden können, erzeugt eine Reihe von Schwierigkeiten. Die wichtigste ist die, daß epidemiologische Untersuchungen relativ teuer sind, also im Umfang begrenzt und nur auf wichtige Probleme angewandt werden müssen. Sie erstrecken sich ferner immer auf die Testung eines „Zusammenhangs" in Form statistisch signifikanter Korrelationen zwischen den „Faktoren" und den von ihnen vermutlich bewirkten Abnormitäten (Krankheiten). Die Existenz solcher Korrelationen liegt gelegentlich „auf der Hand", dann nämlich, wenn es auffällige Beobachtungen (*„Primärerfahrungen"*) gibt, welche die kausale Natur dieser Korrelation nahelegen. Diese epidemiologisch begründete Ätiologien-Forschung basiert also notwendigerweise und immer auf, gelegentlich durch Primärerfahrung begründeten, Vermutungen.

2.6 Viele Faktoren, die im Zusammenhang von multifaktoriellen Genesen wirken, sind für sich *allein* noch nicht pathogen. Es fragt sich dennoch, ob es für die

Entstehung bestimmter Krankheiten dann wenigstens obligate Faktoren gibt, ohne die eine bestimmte Krankheit nicht entsteht, ohne daß ein derart obligater Faktor die Krankheit auch *allein* auslösen könnte. Solche Faktoren gibt es, wenn auch nicht bei der Entstehung eines Herzinfarktes. Es gibt z.B. Krankheiten, die nie ohne einen genetischen Faktor entstehen, wie zahlreiche chronisch degenerative Krankheiten des Nervensystems. Viele Infektionskrankheiten haben den Erreger als obligaten, aber nicht *allein* wirksamen Faktor. Die meisten Faktoren sind aber vermutlich austauschbar, obschon eine diesbezügliche Statistik fehlt. Für die Infarktfaktoren gilt das insbesondere.

2.7 Ist eine bestimmte Gruppe von Menschen schwachen Wirkungen exponiert, so ist die Zahl der Erkrankten immer relativ klein. Wir wollen die Exponierten, aber gesund Gebliebenen mit dem englischen Ausdruck „*Escaper*" bezeichnen. In allen Risikostudien überwiegt die Zahl der Escaper die der Erkrankten erheblich.

Unter den Risikofaktoren, welche den Ausschlag bei der Entstehung einer *Katastrophe,* also z.B. beim Eintritt des Todes, spielen, gibt es Faktoren einer Klasse, denen eine herausragende Bedeutung zukommt, und die sich in ihren Eigenschaften ebenfalls so deutlich von anderen Risikofaktoren unterscheiden, daß man sie nicht unter diese Risikofaktoren zu rechnen pflegt. Es sind die „*Auslöser*". Sie sind dadurch charakterisiert, daß sie relativ starke Wirkungen entfalten, aber kurze Zeit einwirken. Beim Infarkt sind es Anspannungen, die mit einer Steigerung des Sympathischen Tonus einhergehen, plötzliche Belastungen des Temperatur- oder Wasserhaushalts, plötzliche Entlastungsreaktionen mit rasch eintretenden Blutdrucksenkungen u. dgl. Solche Auslöser bestimmen dann die Entwicklung der Katastrophe besonders leicht, wenn die Schwelle für ihre Wirkung gesenkt ist, z.B. bei chronischen Krankheiten oder bei geschwächter „Resistenz" im Alter.

3 Die theoretischen Schwierigkeiten des Risikofaktoren-Konzeptes

3.1 Die Hierarchie der Risikofaktoren

Das Konzept der Risikofaktoren zeichnet sich zwar durch eine relativ große geistige Klarheit aus, aber es macht den Eindruck eines „Konstruktes", also einer Theorie, welche eine bunte Wirklichkeit stark in ein einseitiges, mit purer Logik konstruiertes Gerüst preßt. Man kann schwerlich die Tatsache übersehen, daß es an dem „Ereignis" Herzinfarkt entwickelt wurde und auch bei ihm klinisch brauchbare Resultate gebracht hat. Doch haben die Konzepte von Framingham eine strenge *quantitative* Erfassung vieler solcher Ereignisse erlaubt, wodurch Risikofaktoren meßbar wurden, und vor allen Dingen haben diese Konzepte erstmals eine Epidemiologie als Methode in die Ätiologieforschung eingeführt. Man darf vor allem nicht vergessen, daß die Pionierarbeit in Framingham und Tecumseh, wo das Risikofaktoren-Konzept ausgearbeitet wurde, eine vorwiegend präventive Ausrichtung hatte. Man wollte wissen, ob es irgendwelche Charakteristika im Verhalten oder in leiblichen Meßwerten gibt, welche mit der Krankheit korrelieren, um diese Charakteristika dann auf ihre eventuell mögliche Ausschaltbarkeit zu prüfen. Ein streng auf kausale Betrachtung ausgerichtetes Denken lag diesen Bemühungen nur soweit zugrunde, als Prävention aus logischen Gründen Krankheitsursachen bekämpfen muß.

Es ist nicht verwunderlich, daß eine moderne Kausalitätstheorie, also eine echte „Ätiologienlehre" im Sinn von Jores, dabei nicht entstand. Wie sehr dieser präventive Ansatz den kausalen überwog, erkennt man leicht, wenn man etwa den Leitfaden der Epidemiologie, also der Forschungsmethode Framinghams, durchsieht, den führende britische Epidemiologen drei Jahrzehnte später herausgaben (White u.a. 1976).

In einer präventiven Argumentation ist es nicht sonderlich wichtig, wie im einzelnen ein in statistischen Korrelationen festgestellter Risikofaktor wirkt. Beim Rauchen stieß dessen *kausale* Interpretation sehr bald auf die entscheidende Schwierigkeit, daß es völlig offen blieb, *was* am Rauchen kausal den Infarkt auszulösen beiträgt: das Benzpyren, die Nikotin-Derivate, das Kohlenmonoxid oder gar (nach *Christian* 1977) die Raucherpersönlichkeit. Es ist wirklich erstaunlich, daß erst eine WHO-Konferenz von 1972 den Unterschied von Risikofaktoren und Risikoindikatoren (diagnostischer Natur) feststellte, nicht zuletzt durch meine Kritik in dieser Konferenz (WHO 1972).

Spätestens seit dieser Konferenz muß man also von den Risikocharakteristika, die den Autoren in Framingham vorschwebten, *Faktoren* abstrahieren, die ihren Namen Recht geben, also etwas bewirken (facere). Damit aber stehen wir vor der zweiten Schwierigkeit dieses Konzeptes. Es gibt klare Risikocharakteristika, von denen nicht ohne weiteres feststeht, ob sie Faktoren oder Indikatoren eines Risikos sind, wie z.B. das Körpergewicht, das mit dem Blutdruck eng korreliert, oder zahllose Charakteristika der sozialen Umwelt (z.B. die soziale „Schicht"). Noch kritischer wird die Natur der Risikofaktoren, wenn man sie auf ihre eigene Entstehung hinterfragt. Es stellt sich rasch heraus, daß sie in ein System von Hierarchien eingebettet sind, in dem sich körperliche, seelische und soziale Faktoren als eng miteinander vernetzt finden (Schaefer 1976). In einem solchen Schema der Hierarchie der Risikofaktoren erweisen sich dann die meisten klassischen Risikofaktoren als Determinanten der Pathogenese in relativ späten Stadien derselben, oft sogar in deren letzten Stadien, der *„pathophysiologischen Endstrecke"* eines Verlaufs, der zu einem definierbaren *Ende* führt, also z.B. zum Tod oder einer Schädigung, die dann relativ konstante Eigenschaften annimmt. Wir wollen dieses akute Ereignis, das einen langen chronischen Verlauf abschließt, eine *„Katastrophe"* nennen.

3.2 Das Risikofaktorenkonzept ist primär an der Inzidenz von „Katastrophen" orientiert

Diese Orientierung an definierbaren „Katastrophen" ist eine epidemiologische Banalität. Wenn nämlich eine Korrelation zwischen Risiken und ihren (in der Regel körperlichen) Folgen festgestellt werden soll, so müssen Risiken und Folgen eindeutig definierbar und quantifizierbar sein. Die „Risiken" lassen sich in der Regel leicht als Meßwerte darstellen (Cholesterin-Konzentrationen, Zahl der Zigaretten etc.), die „Krankheit" aber ist, solange sie chronisch und „subakut" oder „subklinisch" verläuft (wie man das etwas unklar ausdrückt), *nicht* eindeutig meßbar. Erst wenn ein irreversibles Ereignis eintritt (Infarkt, Lähmung, Tod z.B.), läßt sich dieses zählen und in Form von Inzidenzen, z.B. pro 100 000 Patientenjahre, quantifizieren. Alle Krankheiten ohne solche „Katastrophen", also ohne charakteristische *akute* Phasen, sind epidemiologisch schwer bestimmbar. Diese Tatsache läßt die Vorliebe für den Herzinfarkt in der epidemiologischen Forschung leicht verstehen.

Diese Tatsache stürzt uns aber sofort in eine große nosologische Komplikation: Der Weg, der zur Katastrophe führt, ist zwar im Detail in zahlreichen Arbeiten erforscht worden. Aber die Ergebnisse dieser Arbeiten sind schwer ätiologisch zu interpretieren. Man kann nur in *Modellen* die möglichen Verläufe darzustellen versuchen, ohne daß man viel über die Gültigkeit solcher Modelle aussagen kann.

Da die Mehrzahl aller Risiken chronischer Krankheiten durch „schwache Wirkungen" entsteht, bleibt der Wirkungsmechanismus dieser Wirkungen in der Regel hypothetisch. Wenn man z.B. (um ein derzeit viel diskutiertes Modell zu zitieren) behauptet, die Hemmung der Melatonin-Produktion durch bestimmte Reize führe deshalb zu Krebs, weil Melatonin die Krebsentstehung hemmt, muß man sich fragen, ob diese im Tierversuch wohl begründete Hypothese

(Reiter 1992, Wilson 1990) auch auf den Menschen anwendbar ist, ob die beobachteten, meist relativ kleinen, Reduktionen der Melatoninproduktion dem Ausfall des Pinealorgans im Tierversuch gleichzusetzen sind, ob es klinische Bestätigungen der Melatonin-Hypothese für den Menschen gibt etc. etc.

3.3 Auslöser und Suszeptibilität

Begrifflichkeit und Theorie von „Auslösern" ist ein in der Physik und Physiologie altbekanntes Thema. Mittasch (1951) hat darüber ausführlich berichtet, sagt uns, daß schon Robert Mayer (1876) über „Auslösung" geschrieben hatte und W. Ostwald dann die Theorie der Auslösung entwickelte, um den Satz „causa aequat effectum" als nicht allgemeingültig zu erweisen. Die Energie der Auslösung steht in keinem Verhältnis zu ihrem Effekt, z.B. beim bekanntesten Beispiel der Lunte am Pulverfaß. Ostwald erkannte auch das in der Physiologie herrschende Prinzip der „Schwelle", die eben in einer zwar kleinen aber meßbaren Energie repräsentiert ist. Jede Auslösung einer Muskelbewegung durch ein nervöses Aktionspotential belegt dieses Prinzip. Die Phänomenologie des Auslösers bei der *Krankheit*, die insbesondere Curtius (1959) dargestellt hat, ist im Grunde von der gleichen Art, wenn auch im Detail verschieden.

Der *Auslöser* der Krankheit hat alle logischen Charakteristika eines Risikofaktors. Dennoch rechnen wir gewohnheitsmäßig unter die Risikofaktoren nur chronische Einwirkungen. Das hat seinen wesentlichen Grund darin, daß diese Faktoren in der Tat nur ein *Risiko* determinieren. Dieses ist dadurch meßbar, daß ein Auslöser die Katastrophe um so leichter auslöst, je mehr Risikofaktoren und je längere Zeitabschnitte hindurch eingewirkt haben. Die Risikofaktoren bereiten Auslösern den Weg.

Die Risiko-Konstellationen chronischer Erkrankungen (z.B. eines Asthma, einer Herzinsuffizienz, einer Innervationsstörung) sind aber andere als die eines akuten Verlaufs, der auch ohne nennenswerte chronische Risiken durch hinreichend effektive Auslöser ausgelöst werden kann, z.B. der plötzliche Herztod durch Kammerflimmern im Gefolge einer Rhythmusstörung, die ihrerseits durch eine akute Aktivierung des Sympathikus entstehen kann (Lown u.a. 1973).

Die Zahl und Wirksamkeit (Stärke) der Risikofaktoren bestimmt also einen gefährdeten Zustand des Patienten, den wir seine *„Suszeptibilität"* gegenüber einem Auslöser oder irgendeinem neuen Risikofaktor nennen. In der Art ihrer Suszeptibilität unterscheiden sich die Individuen. Es ist dann Sache willkürlicher Festlegung, ob man den Zustand hoher Suszeptibilitäten gegenüber Risikofaktoren bereits als Krankheit bezeichnen will. Es gibt eine „bedingte Gesundheit", die z.B. durch deutlich erhöhte Suszeptibilitäten gegenüber Risikofaktoren gekennzeichnet sein kann und dabei in der Regel auch von Symptomen begleitet ist (Hartmann 1984, S.47). Freilich kann bedingte Gesundheit auch dadurch entstehen, daß ein Patient mit erheblichen Defekten umzugehen lernt, also ein gutes „Coping" entwickelt (v. Engelhardt 1986).

4 Starke Auslöser und Rückkopplungen als Auslöser „Unfall" und natürlicher Tod

4.1 Definition von Unfall

Unter den von Auslösern verursachten Katastrophen befindet sich eine Gruppe von Katastrophen besonderer Art: der *Unfall*. Er stellt die Folge einer relativ leicht definierbaren Umwelt-Einwirkung dar, die *akut* einwirkt und mehr oder weniger eindeutige Folgen in unmittelbarem zeitlichen Zusammenhang hat.

Wir können den Begriff eines Unfalls, über die rechtlichen Definitionen des Sozialgesetzbuches grundsätzlich hinausgehend, so erweitern, daß alle Einwirkungen darunter verstanden werden, die, von der Umwelt herkommend, stark genug sind, um allein (oder fast allein), also unter monokausalen Bedingungen, eine Katastrophe auszulösen, also eine Krankheit, eine Verletzung oder den Tod. In der Sterblichkeitsstatistik hebt sich diese Gruppe, falls sie den Tod bewirkt hat, deutlich ab. Nimmt man alle offenbaren Unfälle, wie Unfälle im engeren Sinn, Vergiftungen, Mord, Selbstmord, aber auch Infektionskrankheiten, also alles, was das Strafgesetzbuch als Tod aus nicht natürlicher Ursache nennt, aus der Sterblichkeitsstatistik heraus, so folgt der Logarithmus der Sterblichkeit, definiert als Zahl der Todesfälle pro 100 000 Lebende einer Altersgruppe, vom 15. Lebensjahr ab beim Mann einer ziemlich strengen Geraden, bis in das Alter von 90 Jahren. (Für höhere Alter nimmt die Steilheit dieser Sterblichkeitskurve etwas ab.) Dieser Geraden setzen sich zwei völlig von ihr abweichende Sterblichkeiten auf: die Kindersterblichkeit, die offenbar anderen Gesetzmäßigkeiten folgt als die nach dem 15. Jahr, und die Sterblichkeit durch Unfall. Abb. 1 zeigt diese 3 Bereiche. Wir wollen von den Kindersterblichkeiten absehen. Sie erfordern eine neue Betrachtungsweise, was sich allein schon dadurch als notwendig erweist, daß es typische Jugendkrankheiten als Todesursache gibt wie die Leukämie, deren prozentualer Anteil an allen Todesursachen einen Gipfel beim 5. Lebensjahr aufweist (Abb. 2). Die Leukämie der Kinder ist offenbar nicht unter „Unfälle" zu klassifizieren. Sie folgt aber auch nicht dem Altersgang der meisten anderen Krankheiten.

Anders als beim Mann verläuft die Altersabhängigkeit der Sterblichkeiten bei der Frau. An die Stelle der vom 15. Lebensjahr geradlinig verlaufenden logarithmischen Sterblichkeit beim Mann treten bei der Frau zwei Geraden, die ungefähr zum Zeitpunkt der Menopause ineinander übergehen (Abb. 3). Dieses vermutlich inkretorisch bedingte Verhalten scheint von ähnlichen Determinanten abzuhängen wie die Abhängigkeit der Sterblichkeit vom Alter beim Mann. Es liegt nahe, genetische Faktoren als Determinanten zu vermuten. Das ist um so wahrscheinlicher, als sich vom 60. Lebensjahr ab, also von dem Alter, bei dem

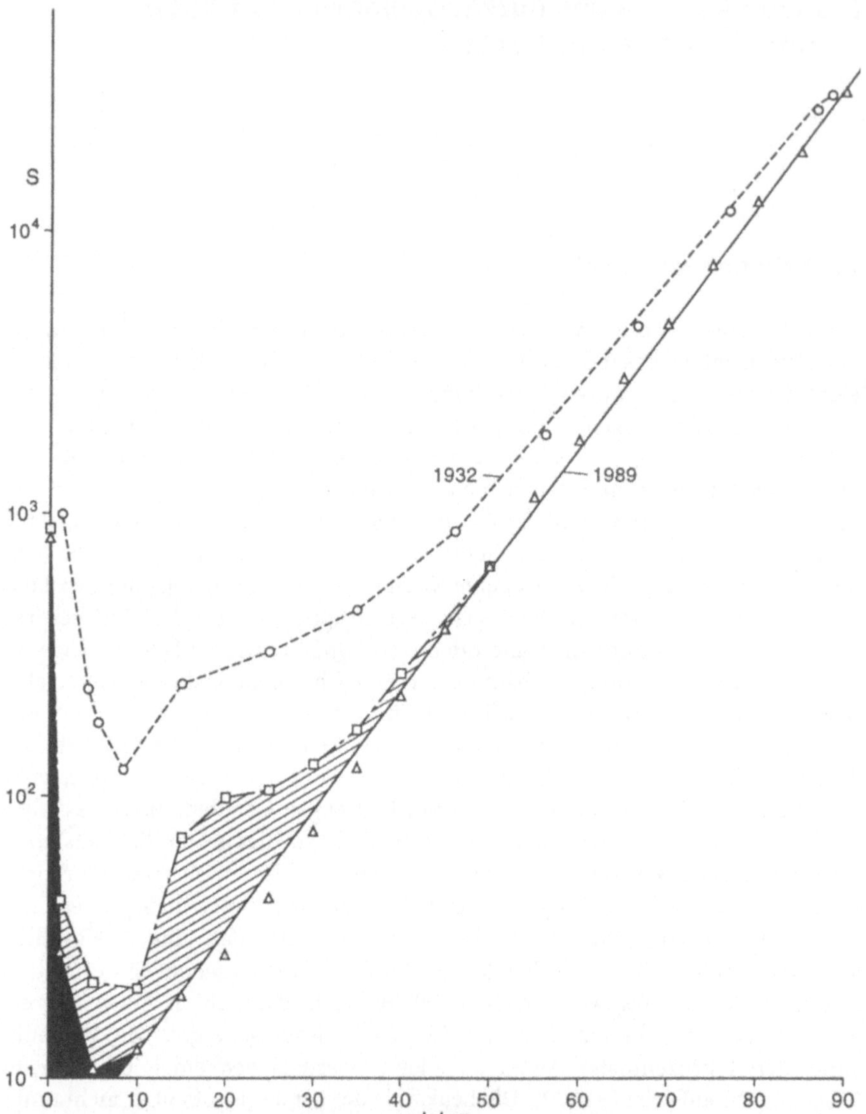

Abb. 1. Darstellung der Abhängigkeit der Sterblichkeit an allen Todesursachen vom Alter. Abszisse ist das Lebensalter (in Gruppen von je 5 Jahrgängen zusammengefaßt), Ordinate ist die Sterblichkeit S (in Todesfälle pro 100 000 Menschen der betreffenden Altersgruppe) in logarithmischer Darstellung. Die ausgezogene Kurve gibt die Sterblichkeit für 1989 wieder, abzüglich aller Todesfälle durch Gewalteinwirkung, Vergiftung etc. Die nicht korrigierte wahre Sterblichkeit ist die gestrichelte Kurve, der schraffierte Anteil die Todesfälle durch äußere Einwirkungen. Schwarz ist die Säuglings- und Kindersterblichkeit bis zum 10. Lebensjahr, die sich der Geraden addiert, ebenfalls korrigiert für äußere Gewalteinwirkungen
Über die Abweichungen von der Geraden bei den Altersklassen 20–40 vgl. S. 39

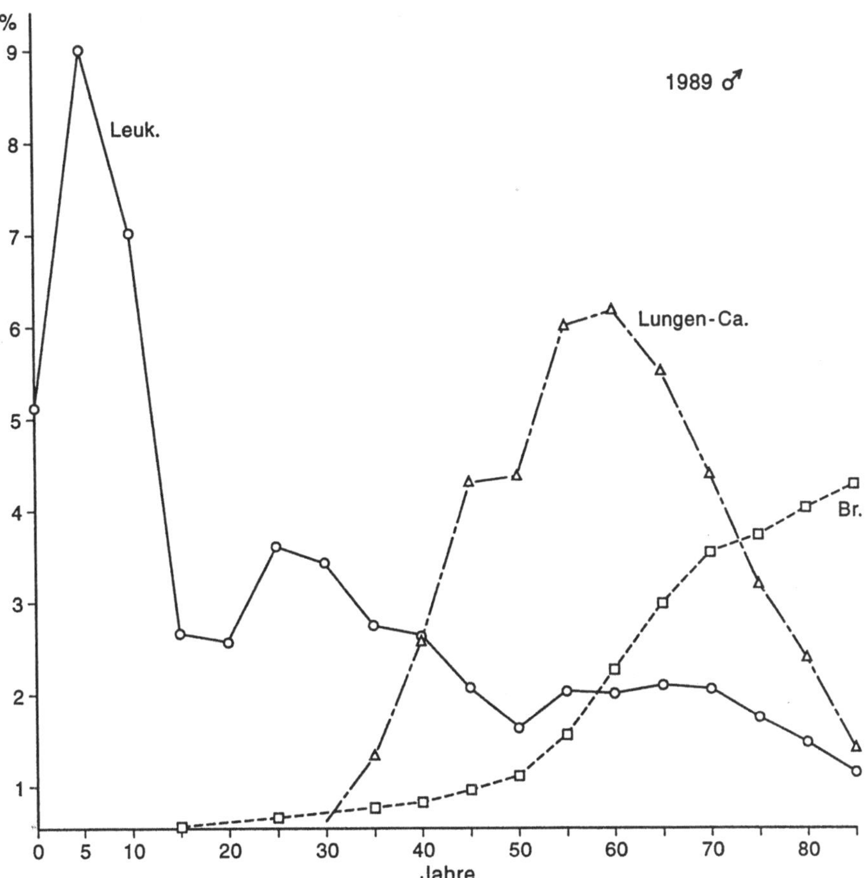

Abb. 2. Darstellung der prozentualen (relativen) Sterblichkeit für 3 Todesursachen, Leukämie, Lungenkrebs und Bronchitis, dargestellt in Prozent der betreffenden krankheitsspezifischen Sterblichkeit von der an allen Todesfällen. Abszisse die Lebensalter (in 5-Jahres-Gruppen), Ordinate der Prozentsatz. – Die drei Todesursachen sind typisch für Jugendkrankheiten, Krankheiten des mittleren Lebensalters und Alterskrankheiten. Der Herzinfarkt ist der Kurve des Lungenkrebses angenähert kongruent, nur mit niedrigeren Prozentzahlen

sich bei der Frau die Sterblichkeitsgerade versteilt (d.h. die Sterblichkeit mit dem Alter rascher steigt), auch der Quotient der Sterblichkeit von Männern und Frauen ändert. Er schwankt vom 35. Lebensjahr ab um den Wert 2,0, sinkt dann aber vom 65. Lebensjahr kontinuierlich ab, auf nahezu 1 (Abb. 4). Da die Unterschiede der Sterblichkeit zwischen den Geschlechtern sicher ebenso wie die Änderungen der Hormone vorwiegend genetisch bestimmt sind, legt das Verhalten der Sterblichkeit insgesamt eine genetische Determination der Sterblichkeiten nahe. Für niedere Tiere (Protochordaten) scheint ein Nachweis der genetischen Determinanten der Lebensdauer geglückt (Rinkevich u.a. 1992).

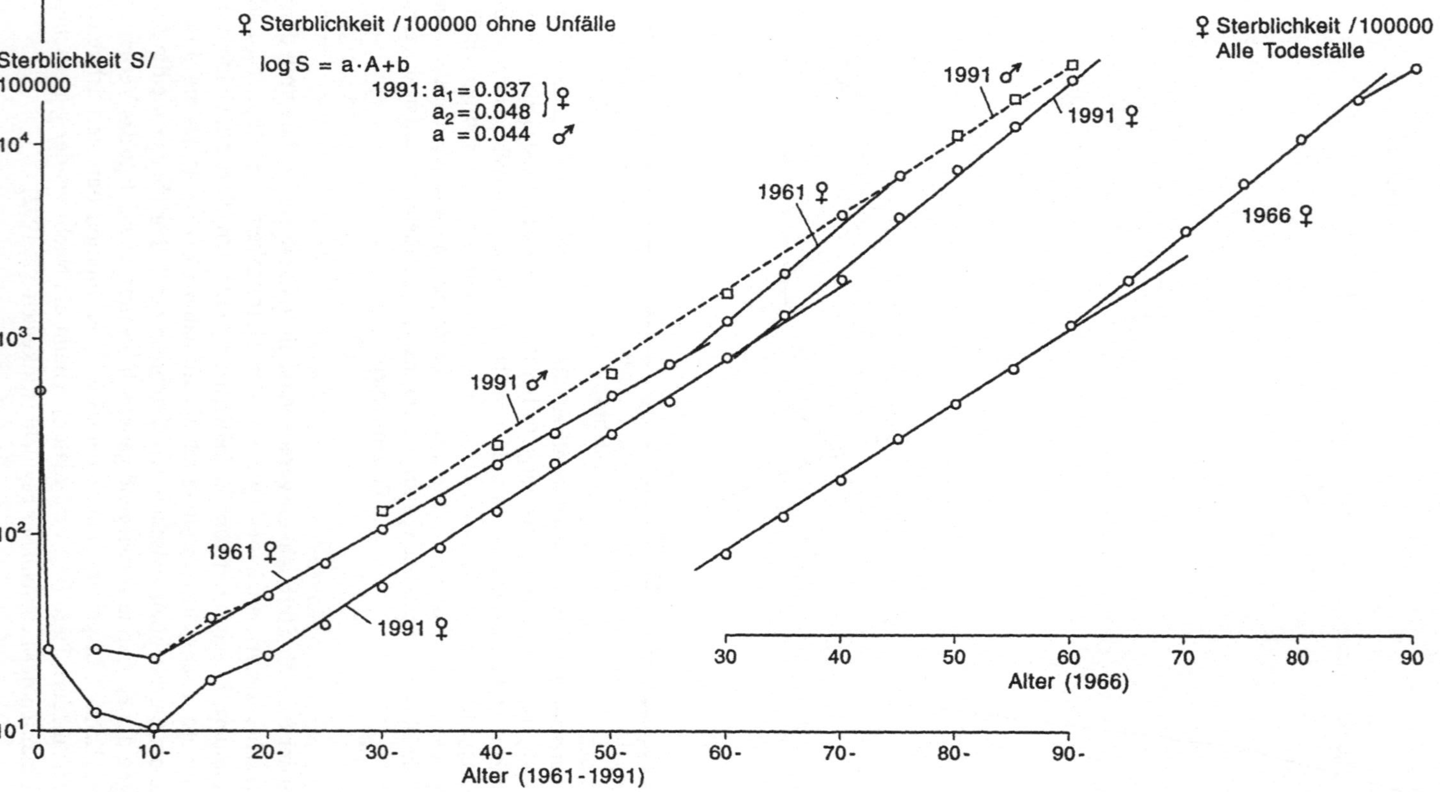

Abb. 3. Sterblichkeiten in der Darstellung wie Abb. 1, nur für Frauen, für die Jahrgänge 1961 und 1991 bei gleicher Ordinate und Abzisse, für 1966 nach rechts verschoben, aber mit gleicher Ordinate. Beachte den Übergang von einer zu einer anderen steileren Geraden beim 60. Lebensjahr

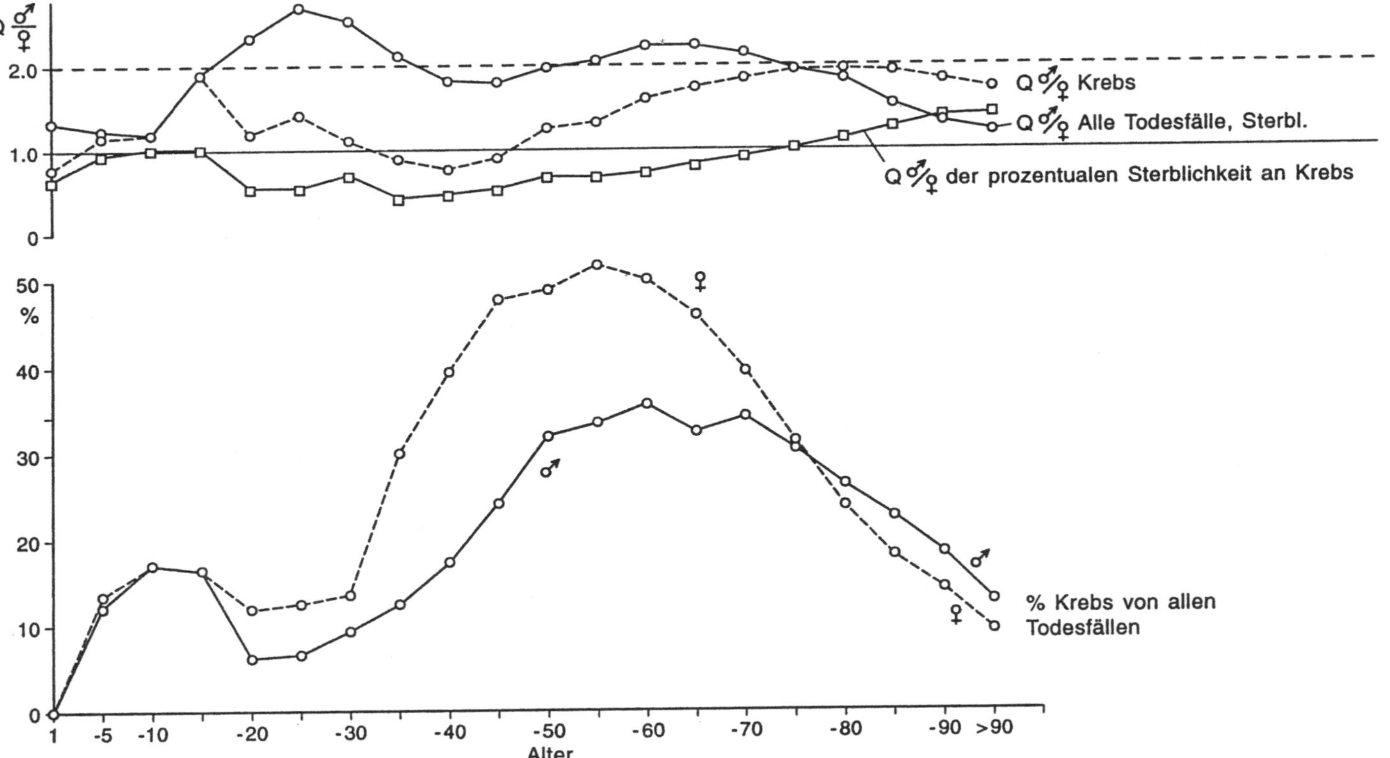

Abb. 4. Unten: Prozentanteil aller Krebstodesfälle bei beiden Geschlechtern an allen Todesfällen, in Abhängigkeit vom Alter. Oben: Der Quotient der Sterblichkeiten von Mann und Frau, teils aller Krebstoten, teils aller Todesfälle. Unterste Kurve: Quotient Mann/Frau der prozentualen Sterblichkeit an Krebs

Wir versuchen, um zu einleuchtenden Modellen der Sterblichkeit zu kommen, folgende Hypothese auf die Sterblichkeiten der Erwachsenen anzuwenden. Wir nehmen an, daß die „Unfälle" (im weiteren Sinn) von „starken Wirkungen" determiniert sind, daß aber die große Mehrzahl derjenigen Krankheiten, welche die Sterblichkeiten der Erwachsenen bestimmt, kausal von schwachen Wirkungen abhängt, die dem Prinzip der multifaktoriellen Genese folgen. Für die „Unfälle" ist charakteristisch, daß ihr prozentualer Anteil an allen Todesfällen einen Gipfel in der Jugend hat, der Prozentsatz dann mit dem Alter rasch abfällt. Der Mensch über 40 ist gegen andere Einwirkungen (gleich welcher Art) so viel empfindlicher geworden, daß Unfälle, obgleich sie in ihrer *absoluten* Häufigkeit immer noch zunehmen, in ihrer *relativen* Häufigkeit keine ernsthafte Rolle mehr spielen, wie Abb. 5 zeigt.

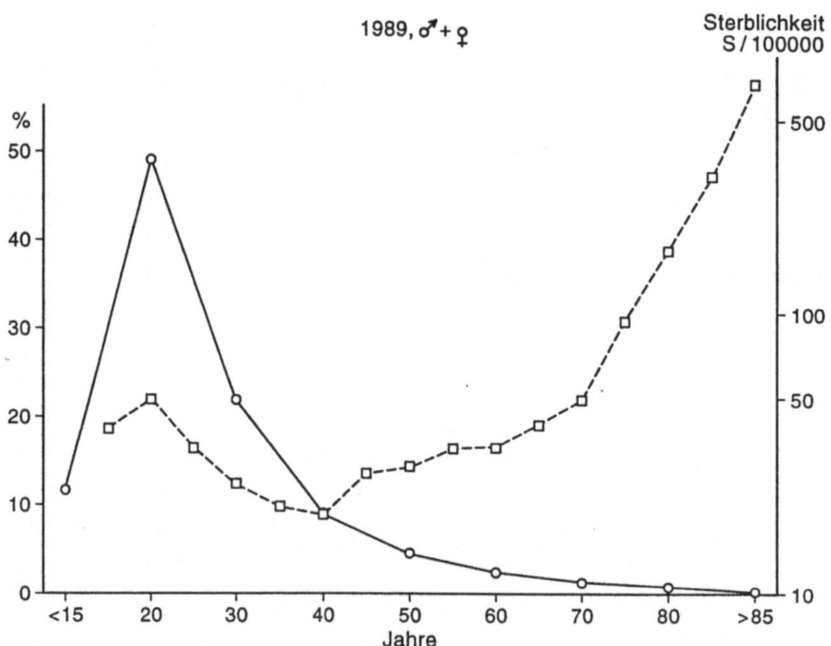

Abb. 5. Die Sterblichkeit nur an Unfällen und Gewalteinwirkungen (ICD 9, 800–999), einmal (ausgezogen und linke Ordinate) in Prozent aller Todesfälle, einmal (gestrichelt, rechte Ordinate) in den Logarithmen dieser Sterblichkeit

4.2 Abgrenzungen zum „natürlichen" Tod

Die Katastrophen, auf welche diese Philosophie des „Unfalls" anwendbar ist, sind also immer das Resultat „starker Wirkungen". Wir können einen anschaulichen Begriff einführen, den der „toxischen Energie", und folgen damit dem alten, energetischen Ansatz der Auslösung, den W. Ostwald entwickelt hatte, und den uns Mittasch erläutert hat. Starke Wirkungen üben ihre Wirkung vermittels hoher toxischer Energien aus: Bei einem Unfall durch mechanische Energie-Einwirkung ist die Situation banal. Bei „Vergiftungen", also starken chemischen Einwirkungen, ist es schwer, die Größe der toxischen Energie dieser Einwirkung zu messen. Diese Messung müßte sich eines Meßwertes bedienen, der analog zum „Redox-Potential" einer Substanz chemische Potentiale definiert, die pathogene chemische Reaktionen auslösen. Man müßte einen Sterbefall dann in die Kategorie eines „natürlichen" Todes einreihen, wenn die von außen einwirkenden Kräfte relativ klein sind und die multiplen Todesursachen dominieren. In der Praxis ist es vermutlich immer schwierig oder unmöglich, solche Einteilungen zu vollziehen. Tod durch „Unfall" oder „natürlicher" Tod sind theoretische Konstrukte, deren Berechtigung nur aus Grenzfällen ersichtlich ist, sonst aber durch ständige Übergänge immer schwerer erkennbar wird, je mehr sich der individuelle Todesfall von den konstruierten Grenzfällen entfernt.

In einem auch heute noch lesenswerten Aufsatz hat Rössle (1948) sich die Frage gestellt, warum so wenig Menschen eines natürlichen Todes sterben. Seine Antwort lautet in ihrem wichtigsten Inhalt, daß zwar die Mortalität alter Menschen keine *besonderen* Züge aufweist. Die Mortalität alter Menschen ist eben nur erhöht, aber es gibt kaum spezifische Alterskrankheiten, die den Tod in hohen Jahren bestimmen. Auch Erbkrankheiten spielen keine besondere Rolle. Alles dies hat sich durch die moderne Gesundheits-Statistik nur bestätigt. Es gibt freilich drastische Verschiebungen des Prozentanteils, den verschiedene Krankheiten als Todesursache in verschiedenen Lebensaltern darstellen, wie Abb. 2 zeigt. Es gibt altersspezifische Suszeptibilitäten. Es gibt aber selten den Tod aus „Altersschwäche", ohne daß man spezifische Defekte an Organen oder Funktionen ermitteln könnte.

Es soll übrigens hier nicht übersehen werden, daß die Dokumentation der Todesursachen ihre Probleme hat. Darauf hat man oft hingewiesen. Das „ultimum moriens" ist in der Regel das Herz. Daß der Tod an Kreislaufkrankheiten bei rund der Hälfte aller Todesfälle in Totenscheinen festgelegt wird, hat hierin seine Ursache.

Es ist nicht beabsichtigt, hier eine Theorie des Sterbens zu entwickeln, nur wenige Bemerkungen sollen den derzeitigen Stand der Diskussion andeuten, wobei die für unser Anliegen wichtigen Gedanken natürlich besonders hervorgehoben werden. Der Tod ist immer das Resultat vieler Einwirkungen, und die Faktoren, welche hierbei wirksam sind, sind extrem vielgestaltig und untereinander stark vernetzt und in Form von Rückkopplungen aufeinander zurückwirkend. Das beweist jede Darstellung dieser den Tod bedingenden „Summationsvorgänge" (Becker u.a. 1977) und der „Todesursachen" (Leiss 1982). Die Suche nach einem möglichen Prinzip, um unter der Vielfalt tanatologischer Hypothesen zur Definition der „Natürlichkeit" des Todes zu kommen, ist schwierig. Leiss (Manuskript) meint kurz und bündig, ein Tod sei „natürlich", wenn für sein Eintreten „innere Vorgänge als Ursache angesehen werden".

Was aber muß man unter solchen „inneren Vorgängen" verstehen? Sind „innere Vorgänge" nur die genetisch determinierten Antworten des Organismus auf eine ansonsten „natürliche" Umwelt? Und was ist eine „natürliche" Umwelt? Alle Determinanten des Sterbens können aus rein logischer Begründung nur von dreierlei Art sein: genetische Determinanten, Risikofaktoren (im weitesten Sinn des Begriffs) aus der Umwelt und die genetisch festgelegte Reaktion auf Risikofaktoren. Die dritte Art der Determinanten findet sich in der Mehrzahl der in der präventiven Dialektik postulierten Risikofaktoren, z.B. Blutdruck, Cholesterin, Atemfunktionen, defekte Herzleistung etc.

Der ideale Grenzfall eines „natürlichen" Todes könnte also dann vorliegen, wenn der Tod fast ganz auf genetisch bedingte Ursachen zu beziehen wäre. Es erhebt sich also die Frage, ob die Gerade, welche die Altersabhängigkeit der logarithmischen Sterblichkeit beschreibt, diese genetische Determination menschlichen Sterbens ausdrückt. Selbst wenn es nicht streng genetische Determinanten sind, so sollten es doch solche Determinanten sein, deren Stärke nicht durch Einwirkungen der Außenwelt, sondern der Innenwelt des Körpers erzeugt wird. Es fragt sich dann, ob es solche Determinanten gibt, die *nicht* genetischer Natur sind.

Wir können unsere bisherigen Hypothesen durch die Vermutung erweitern, daß die Mehrzahl der Todesfälle, welche die Steilheit der log S-Lebensalter-Abhängigkeit bestimmt, das Resultat des Zusammenwirkens schwacher Kräfte mit starken *genetischen* Determinanten darstellt. Die häufigsten Todesursachen, welche ca. 88 % aller nicht durch „Unfälle" im engeren Sinn bedingten Todesfälle ausmachen, lassen eine solche Deutung nicht gerade unwahrscheinlich erscheinen: Kreislaufkrankheiten (vielleicht ohne Infarkt), Krebs, Erkrankungen der Atmung und des Verdauungstraktes, wobei Kreislaufkrankheiten und Krebs allein fast 77 % der Todesfälle (ohne den durch „Unfall") bestreiten.

Will man die „Natürlichkeit" des Todes oder des Eintritts einer Katastrophe unter diesem Aspekt definieren, so ist man offensichtlich gezwungen, zu definieren, wann eine Umwelt „natürlich" ist. Man könnte also auf die Idee kommen, Umwelten, in denen primitive Kulturen ohne Technik leben, als hinreichend natürlich anzusehen, also die moderne Technik auf jeden Fall von „natürlichen Umweltbedingungen" auszuschließen. Denn diese durchdringt alls Lebensbereiche so, daß die Definition „natürlich" bei den technisierten Kulturen problematisch wird. In einer Studie über die Bevölkerung von Murapin in Papua-Neu Guinea (P. F. Sinnett 1975) befindet sich die Feststellung, daß (im Jahre 1960!) Herzklappenfehler die häufigste Krankheit unter den Kreislaufkrankheiten der Eingeborenen darstellen, Hochdruck, zerebrovaskuläre Erkrankungen, periphere Gefäßkrankheiten, Angina pectoris und andere koronare Herzkrankheiten entweder unbekannt oder sehr selten sind. Die Ursachen dieser Herzklappen-Defekte werden vermtlich vorwiegend Infektionskrankheiten neben (selteneren) genetisch bedingten Defekten sein. Infektionen sind klare von der Umwelt herkommende Einwirkungen und insofern also nach unserer oben entwickelten Hypothese „nicht natürliche" Todesursachen. Auch urtümlich lebende Menschen sterben also an Umwelt-Schäden. Sie gehören sozusagen mit zur Natur der Lebensumstände, nicht aber der genetischen Anlagen des Menschen. Unsere Kreislauftodesfälle im hohen Alter sind ebenso die Folge der zahlreichen Beeinträchtigungen, die wir durch die *Umwelt* erleiden. (Der Infarkt gehört vermutlich nicht dazu!)

Der Widerspruch, in den wir uns verstricken, tritt klar zutage: Nur „innere" Todesursachen, die nicht auch durch Umwelt-Einwirkungen bestimmt sind, gibt es offenbar selten, vermutlich nur bei reinen Erbkrankheiten. Soll der Umwelt-Einfluß aber auch beim „natürlichen Tod" einbezogen werden, so entsteht das Problem, daß es eine „natürliche Umwelt" nicht gibt: Der Mensch schafft sich eine künstliche Umwelt, die immer Gefahren impliziert, und den Einwirkungen von Lebewesen aller Art sind wir im ökologischen Gleichgewicht der Natur ebenso ausgesetzt wie alle Tiere. Eine „natürliche" Umwelt wird immer durch ideologische Vorurteile definiert!

Also kann es auch keinen „natürlichen" Tod geben. Das menschliche Sterben ist ein stark durch Kultur, Ökonomie und Ökologie mitbedingtes Phänomen (Sich 1993).

4.3 Der „vermeidbare" Tod als Scheinlösung

In diesem „Dilemma" könnte uns ein derzeit viel diskutierter Gedankengang weiterhelfen. Erbanlagen, Umwelt und deren Wechselwirkung bestimmen das Krankheitsrisiko. Dieses Risiko schließt natürlich auch „Verhalten" des Menschen ein, das bekanntlich als Reaktion auf Umwelteinflüsse („Erfahrung") erworben wird, bei starker Beteiligung genetischer Verhaltens-Bedingungen. Liegen also offenbar definierbare pathogene Umweltbedingungen und ebenso pathogene Reaktionen auf sie vor, so müßten beide präventiv manipulierbar sein. Man könnte also solche Krankheiten, welche durch (noch) nicht manipulierte pathogene Faktoren dieser beiden Bereiche Umwelt und Mensch entstehen, vermeiden. Man hat dementsprechend versucht, diese vermeidbaren Krankheiten aufzulisten (Sachverständigenrat für die Konzertierte Aktion im Gesundheitswesen, Jahresgutachten 1987, und W. Holland, European Community Atlas of „Avoidable Death" Oxford 1988). Die Liste dieser Krankheiten ist sehr groß, es könnte etwa die Hälfte aller Todesursachen darunter fallen. Sie scheint uns daher utopisch. Ob Krebs vermeidbar ist, darf bezweifelt werden. Die relative Konstanz der altersstandardisierten Krebssterblichkeit, z.B. in Deutschland, spricht dagegen (vgl. Zeitreihen in: Gesundheitswesen Reihe 4, Stat. Bundesamt 1991). Die Werte schwanken zwischen 265,7 und 289,9 als Grenzwerte mit dem Minimum in 1964, dem Maximum in 1975. Der Wert 1991 ist mit 274,3 von dem von 1964 nur um 3,2 % verschieden! Derartige Werte deuten eher auf Naturgesetzlichkeit als auf Vermeidbarkeit. Wie weit Herz-Kreislauf-Krankheiten „vermeidbar" sind, ist zwar umstritten. Senkung des Cholesterins ist z.B. nicht nur sehr schwierig, sondern senkt auch die Gesamtsterblichkeit nicht (Rifkind u.a. 1984, 1987). Zu dieser Tatsache paßt die Beobachtung, daß zwar die meisten der klassischen Risikofaktoren des Infarkts nicht nur die Infarkthäufigkeit, sondern auch die Gesamt-Mortalität steigern, nicht aber das gesamte Serum-Cholesterin (Norrish u.a. 1995). Der Erfolg gut kontrollierter präventiver Maßnahmen ist durchwegs enttäuschend. Es ist nur zu verständlich, daß der Kommentar zu „Todesursachen 1990/91" von Brückner vor der Hypothese der Vermeidbarkeit warnt! Weder „Natürlichkeit" noch „Vermeidbarkeit" sind definierbare Eigenschaften von Krankheits- und Todesursachen.

Diese Feststellung ist um so bedeutsamer, als sie im Begriff der „vikariierenden Todesursachen" die Begriffe des natürlichen oder vermeidbaren Todes noch unhaltbarer erscheinen läßt.

4.4 Altern als Todesursache

Die in Abb. 1 dargestellte Gerade könnte den Tod als die genetische Folge des Alterns erscheinen lassen. Würde man dieser Hypothese zustimmen, so verstünde man die Antwort, die Doerr (1983) auf die Frage gibt, ob Altern Schicksal oder Krankheit sei. Er entscheidet sich für keine der beiden Aussagen. Da wir ständig von „schwachen Wirkungen" betroffen werden, deren Existenz sich epidemiologisch sichern läßt, ist Krankheit ein ständiger Begleiter des Menschen: Das ist die Folge der Tatsache, daß der Mensch ein „halbstabiles Lebewesen" ist (Doerr 1991), und diese Definition der „Halbstabilität" ist mit der Tatsache identisch, daß es „schwache Wirkungen" gibt. Insbesondere die Tumorfähigkeit wird von Doerr als Folge dieser Halbstabilität angesehen, und Tumoren sind – wie wir noch sehen werden – häufig die Folge schwacher Wirkungen, die sich dem „starken" genetischen Faktor überlagern können. Altern ist dann derjenige Prozeß, in dem sich die Summation schwacher Wirkungen den genetischen Determinanten überlagert. Da jede Summation ein *strukturelles* Element voraussetzt, ohne das eine Summation schwerlich zustande kommen kann, ist auch Doerrs Gedanke, daß die *Strukturen* der sinnfälligste Ausdruck sowohl des Alterns als auch der Krankheit sind, evident richtig (vgl. hierzu auch Doerr 1989). Die *genetische* Komponente von Altern und Krankheit läßt dann auch die Tatsache einsehen, daß es Krankheiten geben muß, die nur bestimmten Tieren oder nur dem Menschen eigentümlich sind (Doerr 1992).

4.5 Vorläufiger Modell-Ansatz

Mit den bislang erörterten Tatsachen kann ein erster Versuch zu einer Modell-Theorie der Sterblichkeits-Determination unternommen werden, der folgende Hypothesen zu formulieren gestattet. Durch Eliminierung der durch äußere Gewalt-Einwirkungen verursachten Todesfälle wird die Kurve, welche die Abhängigkeit des Logarithmus altersbezogener Sterblichkeit vom Alter beschreibt, beim Mann vom 15. Lebensjahr an zu einer Geraden, mit Abweichungen, die für ein biologisches Objekt erstaunlich gering sind. Bei Frauen wird diese Abhängigkeit durch 2 Geraden beschrieben, wie oben berichtet wurde (Abb. 3). Die Unterschiede der Sterblichkeit der beiden Geschlechter deuten auf einen genetischen Faktor hin, wie schon dargelegt wurde.

Der Todeszeitpunkt wird freilich nicht allein genetisch determiniert. Er ist die Folge der lebenslangen Summation „schwacher Wirkungen". Die Mortalität spiegelt die Größe der Exposition externen Noxen gegenüber wieder (Pearl u.a. 1948). Die Antwort des Körpers auf die Vielfalt einwirkender Noxen ist jedoch ziemlich einförmig. So wie nach Selye der Körper auch auf die Vielzahl von Umwelt-Belastungen nur die wenigen Reaktionen bereithält, welche das Streß-Syndrom bilden, so ist auch die Antwort auf die zahlreichen pathologischen Prozesse dann relativ einförmig, wenn der Eintritt des Todes durch sie erfolgt. Altern und Sterben sind Folge einer „Polypathie" (Linzbach 1981), also multifaktoriell bedingt, was sich z.B. auch darin ausdrückt, daß das EKG bei Menschen sehr hohen Alters hochpathologische Veränderungen aufzuweisen pflegt (Heckers u.a. 1979); Linzbach hatte das schon in zahlreichen Arbeiten gezeigt. Zu den „schwachen Wirkungen", welche in dieser Multifaktorizität auftreten, gehören sicher die zahlreichen „Selbstschädigungen" durch Konsum-Gewohnheiten (Schmidtchen 1977). Auch der genetische Teil der Mortalitätsdetermination wird multifaktoriell sein, d.h. nicht auf die Einflüsse nur *eines* Gens zurückgehen, so wie das Tautu u.a. (1984) schon für die genetischen Determinanten der Krebsentstehung vermutet hatten.

Die Suszeptibilität des Körpers für bestimmte externe Noxen wechselt offenbar mit dem Alter, was an der relativen Mortalität für verschiedene Todesursachen ablesbar ist. Es gibt typische Jugend- und typische Alterskrankheiten, d.h. Krankheiten als Todesursache, welche prozentual im Spektrum aller Krankheiten in verschiedenen Lebensaltern dominieren. Die beherrschende Jugendkrankheit ist die Leukämie, die Kreislaufkrankheiten beherrschen die Sterblichkeit des hohen Alters. Es gibt eine dritte Form der Altersabhängigkeit der relativen Sterblichkeit, die Krankheiten als Todesursachen, welche in mittleren Jahrgängen ihr Maximum des prozentualen Anteils an allen Todesursachen haben. Zu diesen gehören die meisten Krebsformen, die Phlebosklerose (Poche 1993) und der Herzinfarkt.

In welcher Weise wechselnde Suszeptibilitäten entstehen, wie sie mit externen Faktoren und der sicher auch mit dem Alter wechselnden Exposition „Auslösern" gegenüber zusammenwirken, ist wenig bekannt, und das Bekannte ist nicht systematisch zusammengefügt worden.

Der Kernpunkt unserer Hypothese besagt, daß „schwache Wirkungen" durch die Summation ihrer langjährigen Einwirkungszeit Folgen auslösen. Oder, falls stärkere Wirkungen „Narben" hinterlassen, wie sie das Herz aufweist und in seinen EKG-Abweichungen dokumentiert, daß Narben, die für sich alleine keine Todesursache darstellen, in ihrer Häufung das Risiko erhöhen, das den Todeserfolg eines Auslösers bestimmt. In jedem Fall ist die „Katastrophe" das Ergebnis des Zusammenwirkens vieler Elemente, die jedes für sich mit dem Fortbestand des Lebens kompatibel wären, aber das *Risiko* determinieren, mit dem jeder der zahlreichen täglich auf uns einwirkenden Auslöser den Tod herbeiführen kann.

5 Die vikariierenden Todesursachen

5.1 Das Grundphänomen

Die im vorigen Abschnitt dargelegten Verhältnisse lassen nunmehr den Kerngedanken einer mit schwachen Wirkungen operierenden Katastrophentheorie deutlich werden. Wenn mehrere schwache Wirkungen gemeinsam zur Entwicklung einer akuten Phase, eben der „Katastrophe", Anlaß geben, und wenn dabei die genetische Disposition, z.B. durch besondere Anfälligkeit rückgekoppelter Prozesse, den wesentlichen Anteil an den kausal wirksamen Faktoren hat, dann ist es mehr oder weniger unbestimmbar, erscheint also als „Zufall", welche von mehreren „schwachen Wirkungen" das Kausalgefüge der katastrophalen Endstrecke beherrscht. Die allgemeine Bedeutung dieser Aussage läßt sich am deutlichsten aus der Entwicklung der Krebssterblichkeiten im Laufe der Zeit ablesen. Die hier darzulegenden Tatsachen zwingen uns, eine Reihe liebgewordener Modellvorstellungen der Pathogenese zu korrigieren.

Abb. 6 zeigt die Daten der Mortalitäten verschiedener Krebsformen (verschiedener Organkrebse) im Lauf der letzten 60 Jahre. Die Kurven stellen ein scheinbar sinnloses Wirrwarr dar, das zu der relativen Konstanz der Summe aller Krebsformen (oberste Linie) in einem auffälligen Kontrast steht (Davis u.a. 1990).

Wir könnten die Kurvenverläufe, welche die zeitbedingten Inzidenz-Änderungen der verschiedenen Krebsformen beschreiben, als Ausdruck von Änderungen der Umwelt-Noxen ansehen, welche sich analog der Änderung der Krebs-Inzidenzen ändern. Für das Lungenkarzinom ist das z.B. leicht möglich, weil dessen steiler Anstieg, der 1945 beginnt, durch den zu dieser Zeit wachsenden Zigaretten-Konsum bedingt sein dürfte. Die Senkung der Inzidenz des Magen-Karzinoms könnte auf einer Verminderung diätetischer Noxen beruhen, obgleich über solche Minderungen ebensowenig Sicheres bekannt ist wie über die Noxen selbst, welche den Magenkrebs verursachen. Man könnte also von der Annahme ausgehen, daß jede einzelne Kurve des Kurvenkonvoluts der Abb. 6. ihre jeweils eigene Verursachung durch wechselnde externe Einwirkungen widerspiegelt. Seltsam ist dann nur die Tatsache, daß die Summe aller Krebstodesfälle, bei erheblicher Variation der einzelnen Krebsarten mit der Zeit, in derselben Zeit zwar nicht völlig, aber doch fast konstant bleibt. Diese Merkwürdigkeit müßte dann das Ergebnis des Zufalls sein.

Diese „Zufalls-Hypothese" ist bereits früher formuliert, ihre Richtigkeit bezweifelt worden. Schon Freudenberg hat dieses Problem gesehen (Freudenberg 1966). Er hatte freilich zu seiner Zeit erhebliche Schwierigkeiten durch die Tat-

(a) males

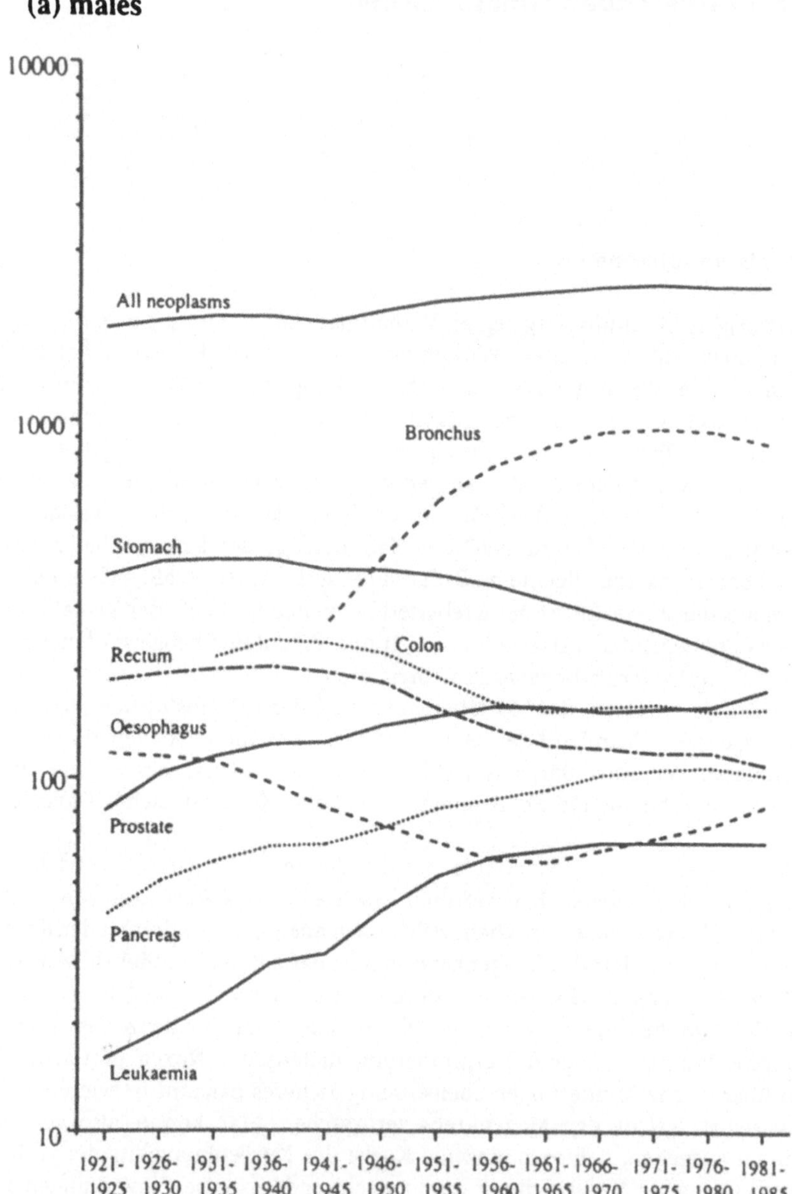

Abb. 6. Veränderungen der Sterblichkeit (Tote pro 100 000 der Gesamtbevölkerung) an verschiedenen Krebsformen von 1921 bis 1985. Männer. Die Sterblichkeiten sind alters-standardisiert. Daten des englischen Office of Censuses and population surveys. Aus Davis u.a. 1990. – Beachte, daß die Sterblichkeit an allen Krebsarten insgesamt (oberste Kurve!) sich kaum verändert

sache, daß offenbar viele Krebs-Todesfälle in den Totenscheinen als Tod durch Altersschwäche firmierten. Seine klassische Formulierung sei hier wiedergegeben.

„Nun könnte behauptet werden ..., die Zunahme des Krebses der Atmungsorgane beruhe auf einer verstärkten Wirkung exogener Noxen: Die Konsequenz ... müßte dann sein, daß die Konstanz der Krebsmorbidität sich ... nur zufällig ergäbe. Die Zunahme der exogenen Reize, die am Krebs der Atmungsorgane beteiligt sind, ist zwar ... plausibel, aber für die Annahme, daß die am Krebs der Verdauungsorgane beteiligten exogenen Reize heute ... von so viel geringerer Bedeutung seien, fehlt jeglicher Beweis" (Freudenberg 1966, S. 202).

Auch wenn wir heute glauben, die Abnahme der Inzidenz der Magenkrebse (und Zunahme der Colon-Krebse!) leidlich zu verstehen, fehlt uns der *quantitative* Beweis des Zusammenhangs, der für die Lungenkrebse als Folge des Rauchens leidlich gegeben ist. Vor allem aber fehlt uns jeder Hinweis darauf, warum die anderen Krebsformen der Abb. 6 variieren und warum also die angenäherte Konstanz ihrer Summe Sache des Zufalls ist.

Schon 1977 ist in dem berühmt gewordenen Report „Smoking or Health" mit einer Abbildung, die wir wiedergeben (Abb. 7), auf die seltsame Tatsache hingewiesen worden, daß der Zunahme der Lungenkrebs-Sterblichkeit der Männer eine Senkung der Sterblichkeit an der Summe aller anderen Krebse entspricht (Zitat nach Remmer 1985).

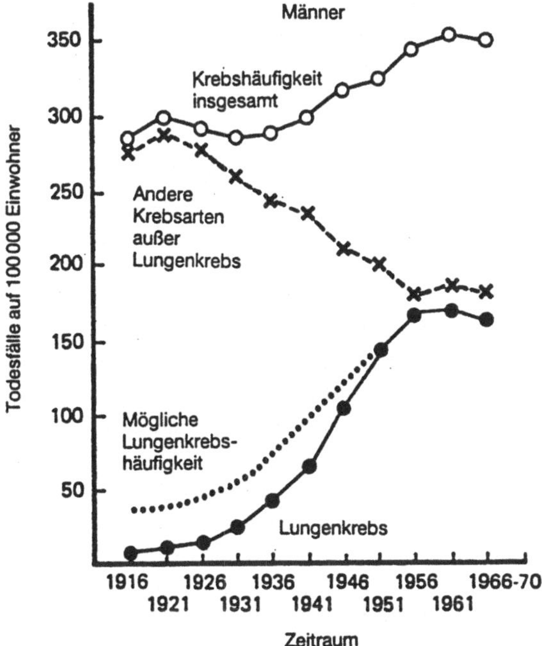

Abb. 7. Zeitliche Änderung der Krebshäufigkeit der Männer von 1916 bis 1970 für alle Krebse (oberste Kurve), alle Krebse außer Lungenkrebse (mittlere Kurve) und Lungenkrebs (untere Kurve). Aus Remmer (1985)

Die Angabe, eine Summe aus vielen Variablen, welche sich stark mit der Zeit ändern, sei „*zufällig*" relativ konstant, ist rein mathematisch gesprochen selber wenig wahrscheinlich. Unsere These geht dahin, daß diese relative Konstanz der Krebssterblichkeit nicht zufällig, sondern die Folge einer Tatsache ist, welche auch andere analoge Phänomene erklären könnte. Wir nennen diese Tatsache die „*vikariierende Sterblichkeit*". Wir wollen unter diesem Begriff folgendes Verhalten von Sterblichkeitsdaten verstehen, das sich, wie wir zeigen werden, keineswegs nur unter den in Abb. 6 und 7 dargestellten Verhältnissen findet. Wenn der Tod durch multifaktorielle Einflüsse in seinem Zeitpunkt determiniert wird, dann können diese Einflüsse sich wechselseitig so vertreten, daß dann, wenn durch die genetischen (oder anders gearteten) Bedingungen der Tod eines Individuums sehr wahrscheinlich geworden, die Suszeptibilität für externe Noxen also sehr hoch geworden ist, jede weitere Noxe als Auslöser fungieren kann. Wenn verschiedene Noxen einwirken, können diese sich dann wechselseitig in ihrer Funktion als tödlicher Auslöser vertreten.

Diese Annahme, die auf die Tatsache der Abb. 6 und 7 zutreffen könnte, läßt sich, wenn man die Forschungslogik Poppers (1982) anwendet, zwar nicht beweisen, aber sie ließe sich widerlegen, wenn es Beobachtungen gibt, welche dieser Annahme widersprechen. Wir stellen deshalb zur Sicherung der Gültigkeit unserer Hypothese eine Reihe von statistischen Befunden zusammen, welche insgesamt mit der Hypothese der vikariierenden Sterblichkeit übereinstimmen und durch sie verständlich gemacht werden. Es wird dabei *nicht* behauptet, daß sich bei *einer und derselben Person* dieses Phänomen findet. Das Phänomen findet sich nur in Risikopopulationen, deren Individuen verschiedene Suszeptibilitäten gegen externe Noxen besitzen. Das trifft vermutlich auf alle Risikopopulationen zu, wie das allein schon aus der Tatsache hervorgeht, daß in einer Population, welche insgesamt einer gleichen Noxe ausgesetzt wird, nur einige wenige Menschen erkranken. Die meist stark überwiegende Zahl der Exponierten bleibt gesund.

Wir nennen die Gesundbleibenden mit einem Fachausdruck der Epidemiologie „*Escaper*".

Es wird ferner *nicht* behauptet, daß bei *allen* Noxen sich das Phänomen der vikariierenden Sterblichkeit einstellt. Nur typisch „schwache Wirkungen" können dieses Phänomen zeigen. Vikariierende Sterblichkeit dürfen wir vor allem dann erwarten, wenn bei schwachen Noxen die Zahl der Escaper im Vergleich zur Zahl der Erkrankten hoch ist. Es darf aber sehr wohl angenommen werden, daß dort, wo verschiedene Noxen, als schwache Wirkungen, in Art einer multifaktoriellen Genese verschiedene Krankheiten auslösen, der Todeserfolg dieser Krankheiten durch Kombination verschiedener Noxen eintreten kann. Die Todesursache ist ein „Summationsphänomen", wie das auch der Pathologe vermutet hat (Becker u.a. 1977). *Zufällig* ist dann nur, welche der Noxen den Ausschlag zur Auslösung des tödlichen Verlaufs gibt. Die Katastrophe selbst wird von den einzelnen Noxen insofern unabhängig, als verschiedene Symptome auftreten können, die Sterblichkeit aber in ihrer Größe von der Art der Symptome relativ unabhängig ist.

5.2 Die Feststellbarkeit des Phänomens einer vikariierenden Sterblichkeit

Die bislang ungewöhnliche Betrachtungsweise, daß sich verschiedene Noxen als Todesursache wechselseitig vertreten können, bedarf der logischen Absicherung gegenüber dem Einwand, die beobachteten Verhältnisse der Sterblichkeits-Statistik seien Folge zufälliger Ereignisse. Daß sie die Folge weithin unbekannter Ursachen sind, wird auch hier nicht bezweifelt, stellt aber keinen Einwand gegen unsere These dar. Der Charakter der „Zufälligkeit" kann nur dadurch unwahrscheinlich gemacht werden, daß, wie schon gesagt wurde, mehrere Phänomene scheinbar unabhängig voneinander variieren, nämlich die Sterblichkeiten an verschiedenen Todesursachen, dennoch trotz ihrer Variationen einer Konstanz oder einer definierbaren Gesetzmäßigkeit in ihrer Summe genügen. Erst dadurch wird die Hypothese des „Vikariierens" in die Rolle eines Modells erhoben, das diese Konstanz oder Gesetzmäßigkeit trotz ihrer Hervorbringung durch scheinbar beliebige, eben zufällige, Variationen verständlich macht. Die Mechanismen dieser Vikarianz bedürfen natürlich einer Aufklärung. Diese liefert aber das Modell *nicht*.

Die Summen-Sterblichkeit kann sowohl die Sterblichkeit an allen Todesursachen als auch eine Sterblichkeit betreffen, die aus Teilsterblichkeiten entsteht, die in einer bestimmten, ätiologisch oder nosologisch definierten Gruppe von Krankheiten herrschen. Z.B. alle Krebstodesfälle bestimmen die Summensterblichkeit Krebs, während die *Teilsterblichkeiten* diejenigen der einzelnen Krebsformen darstellen.

Es gibt offenbar drei Situationen, in denen die Bedingung erfüllt werden könnte, daß eine scheinbar zufällige Variation von Teilsterblichkeiten als Summanden dennoch zu einer dem Gesetz der Konstanz oder einem anderen Gesetz folgenden Gesamtsterblichkeit führt. Diese drei Situationen stellen sich wie folgt dar.

a. In einer Population, deren Sterblichkeit durch eine oder mehrere Noxen verändert wird, verändern sich tatsächlich nur die Teilsterblichkeiten einiger Todesursachen, nicht aber deren Summe. Die Konstanz bezieht sich dann auf eine Sterblichkeit, die durch Summation mehrerer Teilsterblichkeiten entsteht, z.B. auf die Sterblichkeit an *allen* Krebsformen, welche die Summe aller Teilsterblichkeiten der einzelnen Krebslokalisationen ist. (*Populationsabhängige Vikarianz.*)

b. Es kann eine Summen-Sterblichkeit während einer Zeitperiode konstant sein, während die Teilsterblichkeiten, die als Summanden diese Sterblichkeit bilden, im gleichen Zeitraum mit anderem Zeitverhalten variieren. (*Zeitabhängige Vikarianz.*)

c. Es kann eine Summen-Sterblichkeit einem zeitunabhängigen Gesetz, z.B. einer Geraden wie in Abb. 1, folgen, die Teilsterblichkeiten aber, die als Summanden auftraten, ein beliebiges Muster zeigen, einen dem Gesetz der Summe also *nicht* folgenden Verlauf aufweisen. Bislang scheint ein solches Gesetz, an dem das Vorliegen einer vikariierenden Sterblichkeit wahrscheinlich gemacht werden könnte, nur in dem altersabhängigen Verhalten der Sterblichkeit, also im *Gompertzschen Gesetz*, zu existieren, doch mögen andere Gesetze solcher Art noch entdeckt werden. Wir würden, falls sie existiert, von *gesetzesabhängiger Vikarianz* sprechen.

Um das Phänomen der „Vikarianz" als existent nachzuweisen, ist also, streng genommen, Konstanz oder Gesetzmäßigkeit einer Summen-Sterblichkeit bei davon verschiedener Variation ihrer Teilsterblichkeiten notwendig. Die Schwierigkeit dieses Nachweises liegt darin, daß biologische Daten Konstanzen oder Gesetzmäßigkeiten immer nur in Annäherung zeigen, die Streuung der Daten dabei durch konkurrierende Einwirkungen (sog. *Confounder*) bedingt wird. Ist das Modell der Vikarianz durch hinreichend sichere Beobachtungen akzeptabel geworden, so läßt es sich auch auf Phänomene anwenden, deren scheinbar „zufällige" Entstehung damit eher plausibel wäre, z.B. auf geographische Unterschiede in der Variation einer Summen-Sterblichkeit, die sehr viel kleiner sind als die Variation ihrer Summanden.

5.3 Beispiele einer populationsabhängigen vikariierenden Sterblichkeit

Das überzeugendste Beispiel einer vikariierenden Sterblichkeit würde von einem Experiment geliefert, das die erste der drei Vikarianz-Arten experimentell herstellt, bei dem also Noxen, durch die ein bestimmter Prozentsatz der Experimentalobjekte zu Tode kommt, in schwachen Intensitäten auf die Objekte einwirken. Ein solches Experiment verbietet sich beim Menschen von selbst. An Tieren ist es nicht durchgeführt worden. Es gibt jedoch epidemiologische Beobachtungen beim Menschen, welche als eine Art unfreiwilliges Experiment dieser Art betrachtet werden können. Wir geben drei derartige Dokumentationen wieder. Die erste (Tab. 1) betrifft die nach dem Dioxin-Unfall in Seveso 1976 beobachteten Todesfälle in der maximal kontaminierten Zone, die beiden anderen (Tab. 2 und 3) betreffen Betriebsangehörige sog. elektrischer Betriebe. Kennzeichnend für derartige Dokumentationen ist, daß die Fallzahl relativ klein ist und dadurch die

Tabelle 1. Risiken für die Sterblichkeit der Männer in dem maximal mit Dioxin kontaminierten Areal von Seveso (1976). Vergleichspopulation ist die Bevölkerung eines nicht kontaminierten Areals der Nachbarschaft. Erfaßt sind alle Todesfälle zwischen 1976 und 1986. Eine Auswahl ist hier wiedergegeben, wobei nur Todesursachen mit relativ hoher Fallzahl aufgelistet sind:

Todesursache	Fallzahl	Relat. Risiko	95 % Konfidenz-Intervall
Alle Todesursachen	16	0,86	0,5– 1,4
Alle Krebse	3	0,46	0,1– 1,4
Alle Kreislauf-Krankheiten	11	1,75	1,0– 3,2
Nur cerebrovascul. Krankheiten	5	3,28	0,8–13,2

Aus: Bertazzi u.a. (1989), Auszug aus Tab. 4

Tabelle 2. Standard-Sterblichkeits-Rate (SSR), berechnet aus der Zahl beobachteter und erwarteter Krebsfälle bei Männern, die beruflich elektromagnetischen Feldern ausgesetzt waren. Referenz-Population: das Sterberegister von Washington State (USA).

Todesursache	Beobachtete Fälle	Erwartete Fälle	SSR
Alle Krebse	2 649	2 501	1,06
Pankreaskrebs	174	149	1,17
Lymphome	51	31	1,64
Leukämie	146	108	1,36
Diabetes	147	179	0,82
Herzkrankheiten	336	379	0,89
Magenulcus	60	42	1,42

Zahlen aus: Milham (1985), Tab. 1

Tabelle 3. Standard-Sterblichkeits-Rate (SSR), berechnet aus der Zahl beobachteter und erwarteter Krebsfälle bei Männern der Fernmelde-Industrie Schwedens. Referenz-Population: die Bevölkerung Schwedens.

Krebslokalisation	Beobachtete Fälle	Erwartete Fälle	SSR	95 % Konfidenz-Int.
Alle Krebse	102	99,3	1,03	0,8–1,2
Kolon	10	6,9	1,5	0,7–2,7
Haut	8	3,2	2,5	1,1–4,9
Niere	10	5,2	1,9	0,9–3,5
Prostata	15	12,8	1,2	0,7–1,9

Zahlen aus: Vagerö u.a. (1985), Tab. 1

Werte meist nicht statistisch signifikant sind. Es ist die relativ große Zahl analoger Befunde, die beeindruckt. Die fehlende Signifikanz ist bekanntlich typisch für „schwache Wirkungen" (s.o.). Ähnliche Fälle finden sich häufig: erhöhte Todesraten für bestimmte Krankheiten bei unveränderter oder gar gesenkter Gesamt-Sterblichkeit (weitere solche Fälle z.B. bei Ross u.a. 1994; Hansen u.a. 1994; Petershagen u.a. 1992). In vielen derartigen Statistiken ist die Summen-Sterblichkeit zwar schwach erhöht, aber die Sterblichkeit einzelner Summanden, also bestimmter Todesursachen oder Krebslokalisationen, ist kleiner als dem Erwartungswert entspricht. In der Begrifflichkeit unseres Modells würde die Summen-Sterblichkeit wesentlich größer, also das relative Risiko der fraglichen Noxe höher sein, wenn die partiellen Senkungen der Sterblichkeit nicht erfolgt wären. Das ist z.B. in der Statistik von Hansen u.a. der Fall, in der die Sterblichkeit der Arbeiterinnen einer pharmazeutischen Firma an Krebs wenig erhöht war (Standard-Inzidenz 1,16), aber ohne diese partiellen Senkungen 1,25 betragen hätte. Der Einwand, daß auch der Zufall dieses Ergebnis bedingen könnte, ist nicht widerlegbar. Das Modell hat aber den Vorteil, zahlreiche Beobachtungen ähnlicher Art aus einem einzigen Theorie-Ansatz verständlich zu machen.

Ein Beispiel, das der Forderung nach quasi-experimentellem Ansatz der Sterblichkeitsbeeinflussung besonders nahe kommt, ist in der Interventionsstudie zur medikamentösen Reduktion des Infarkt-Risikos gegeben (Rifkind u.a. 1984, 1987). Zwar läßt sich die Infarkthäufigkeit senken, aber die Gesamtmortalität der bahandelten Gruppe bleibt unverändert. Eine analoge Rechnung machen Skrabanek u. McCormick (1993, S. 106) für präventive Maßnahmen auf.

5.4 Beispiele einer zeitabhängigen vikariierenden Sterblichkeit

Die bestdokumentierte Form vikariierender Sterblichkeit ist die, welche aus Abb. 6 abzulesen ist, daß sich Sterblichkeiten, Lebenserwartungen oder auch ihre Vorläufer, Morbiditäten, innerhalb eines umfassenden Bezugssystems als konstant erweisen, während die einzelnen Krankheits- und Todesformen in ihrer Häufigkeit wechseln. Das umfassende Bezugssystem in Abb. 6 war die Sterblichkeit an allen bösartigen Neubildungen, deren Inzidenz (also Häufigkeit pro Jahr, innerhalb einer bestimmten Population) nahezu konstant blieb, während im Lauf einiger Jahrzehnte die Inzidenz der verschiedenen Krebsformen (Organlokalisationen) erheblich variiert.

Diese in Abb. 6 nur auf die Unterformen der Krebssterblichkeit bezogene Variation bei relativer Konstanz aller Krebstodesfälle pro Jahr könnte natürlich auch bei anderen Summensterblichkeiten und ihren Summanden gefunden werden, z.B. an der Sterblichkeit an allen Krankheiten einerseits, bei Variation der Sterblichkeit an den verschiedenen Krankheiten, welche die Todesursache bilden, und zwar im *Laufe der Zeit*, andererseits.

In der Interpretation der Abb. 6 als einer vikariierenden Sterblichkeit an den verschiedenen Krebsformen sind zwei Einwände zu diskutieren. Der erste lautet, daß Krebs keine einheitliche Krankheit sei, jeder Organkrebs vielmehr seine Eigengesetzlichkeit habe. Dieser Einwand, gegen den mehrere Argumente vorzubringen wären, trifft unser Modell insofern nicht, als an der allen Krebsformen gemeinsamen Initiation durch eine Mutation ebensowenig zu zweifeln ist wie an Gemeinsamkeiten der Promotion durch Zellproliferation, Immunabwehr und Metastasierung als letzte Todesursache. Diese Gemeinsamkeiten gestatten es auf alle Fälle, unser Modell anzuwenden, weil sie für den Eingriff stellvertretender Prozesse genügend Raum lassen. Der zweite Einwand wiegt schwerer. Die Inzidenz der Krebserkrankung ist nur hinsichtlich der Mortalitäten über längere Zeiträume gut dokumentiert, diese ist aber nicht wirklich konstant. Zwar haben bekannte Autoren wie Peller (1925) und Freudenberg (1954) darauf hingewiesen, daß die Krebssterblichkeit in vielen Jahrzehnten relativ unverändert war. Die Schwierigkeiten der Diagnose (z.B. Vermischung mit der Diagnose „Altersschwäche") macht die Daten relativ unsicher. In den großen Industrienationen stieg die Krebssterblichkeit aller Altersklassen von 1968 bis 1986 bei Männern um 9,2 % in 18 Jahren an, sank bei Frauen um 15 % ab (Davis u.a. 1990). In Deutschland stieg von 1964 bis 1990 die Krebsmortalität bei Männern um 3,9 %, sank bei Frauen um 13,3 %, in den altersstandardisierten Werten (Gesundheitswesen 1990, S. 12). Der Anstieg bei Männern, der auch nach der Altersstandardisierung verbleibt, ist sicher zum Teil von der Überalterung abhängig, weil nur

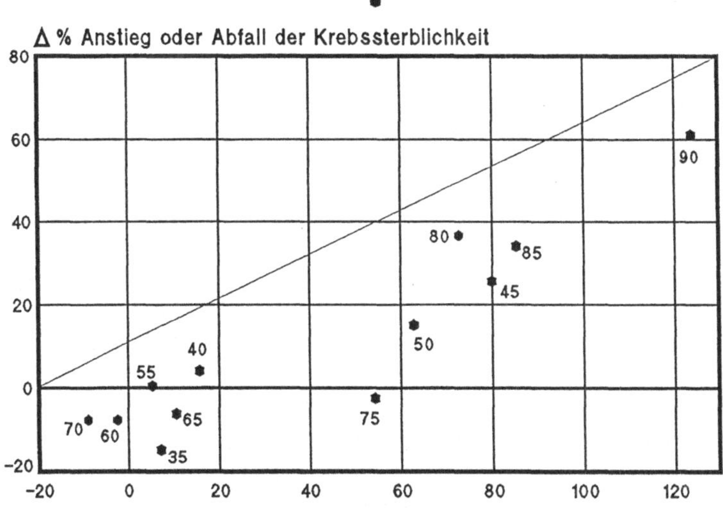

Abb. 8. Zusammenhang von Krebssterblichkeit einer männlichen Altersgruppe von 1963 bis 1989 als Ordinate und Zunahme der Männer in dieser Altersgruppe, als Abzisse. Für jede Altersgruppe von jeweils 5 Jahren ist ein Punkt eingetragen, der den Zusammenhang für diese Gruppe angibt. Alter in Zahlen neben jedem Punkt

diejenigen Altersgruppen einen Anstieg der altersspezifischen Sterblichkeit aufweisen, die zugleich eine Zunahme der Bevölkerung in dieser Altersgruppe haben, wobei diese Bevölkerungszunahme prozentual mindestens doppelt so hoch ist wie die Zunahme der altersspezifischen Sterblichkeit (Abb. 8). Freilich ist die etwas erhöhte altersspezifische Krebssterblichkeit zum Teil ein diagnostisches Problem, denn diese Zunahme könnte ganz auf die Fehldiagnose „Altersschwäche" als Todesursache bezogen werden, welche der Diagnose „Krebs" zahlreiche Fälle in früheren Jahrzehnten entzogen hat, heute aber nur noch selten gestellt wird.

Endlich ist die Änderung der Krebssterblichkeit, z.B. von 1968–1991, prozentual bei Männern erheblich, bei Frauen deutlich kleiner als die prozentuale Änderung der Gesamtsterblichkeit. Die geringe Zunahme der Krebssterblichkeit beim Mann in Deutschland könnte also eine Folge „vikariierender" Sterblichkeit sein (Tab. 4).

Das Phänomen der Vikarianz trifft vermutlich nicht nur bei Mortalitäten, sondern auch bei Morbiditäten zu. Es müssen sich dann spezielle Krankheiten in ihrem Verhalten über längere Zeiträume anders verhalten als die Obergruppe,

Tabelle 4. Sterblichkeit 1968–1991, $^0/_{100\,000}$
Alle Todesursachen und Krebstodesfälle

	Männer		Frauen	
Jahr	Sterblichkeit alle Todesfälle	Sterblichkeit Krebs	Sterblichkeit alle Todesfälle	Sterblichkeit Krebs
1965	1 400	268	1 647	300
1991	1 018	274	1 058	258
Δ% von 1965	−27,3 %	+2,2 %	−35,8 %	−14 %

Ges. Wesen 1991, Zeitreihen

von der diese spezielle Krankheit ein Teil ist (Beispiel: Herzinfarkt verglichen mit allen Kreislaufkrankheiten). Während z.B. der Herzinfarkt in den letzten 100 Jahren um 100 % anstieg, sank die Häufigkeit der Kreislaufkrankheiten zur gleichen Zeit kontinuierlich ab (Campbell 1963). Auch die relative Konstanz der Krankenstände in den letzten Jahrzehnten geht mit einer hohen Varianz einzelner Krankheiten einher. Hier fehlen freilich noch exakte Rechnungen.

Ein Einwand gegen unser Modell der zeitabhängigen Vikarianz wäre auch der, daß die Zunahme einer Sterblichkeit notwendigerweise die Sterblichkeit an denjenigen Krankheiten senken würde, welche in späteren Lebensjahren aufzutreten pflegen als die Krankheit, deren Sterblichkeit zunimmt. Dieser Einwand ist aber bezüglich der Krebssterblichkeiten schwerlich treffend, weil das mittlere Sterbealter der wichtigsten konkurrierenden Krankheit für Krebs, der Kreislauf-Krankheit, höher ist als das des Krebses, also dessen Sterblichkeit nur wenig beeinflussen kann (Junge u.a. 1987). Für die gesetzesabhängige Vikarianz ist die Richtigkeit des Einwandes relativ unwahrscheinlich, wenn das „Gesetz", wie gleich zu zeigen sein wird, die altersspezifische Sterblichkeit betrifft.

5.5 Beispiele einer gesetzesabhängigen Vikarianz

Die bislang geforderte relative Konstanz bestimmter Summensterblichkeiten kann nicht nur durch die populationsbezogene oder durch die zeitliche Konstanz der Todesfälle pro Einheit der Bevölkerung und pro Jahr dargestellt werden. Auch wenn Summen-Sterblichkeiten einem Gesetz unterliegen, das ihr Verhalten zu einer bestimmten Zeit beschreibt, ist es möglich, daß die Summanden der Summen-Sterblichkeit diesem Gesetz nicht folgen, d.h. die einzelnen Krankheitsformen bzw. ihre Eigenschaft als Todesursache einen von diesem Gesetz der Gesamtsterblichkeit erheblich abweichenden Verlauf zeigen. Dieses Gesetz, auf das sich das Modell der Vikarianz bezieht, lautet folgendermaßen: Die altersbezogene Sterblichkeit an allen Todesursachen zeigt einen erstaunlich geradlinigen Verlauf vom 20. bis 90. Lebensjahr, wenn der Logarithmus der Sterblichkeit (log Sterbefälle pro 100 000) der verschiedenen Altersklassen in Abhängigkeit vom

Lebensalter dargestellt wird. Diese „Absterbe-Ordnung" ist in Abb. 1 bereits wiedergegeben worden. Diese Darstellung erfaßt den wesentlichen *physiologischen* Alterungsprozeß. Ein von so vielen Determinationen abhängiger Prozeß sollte einen Verlauf zeigen, der mehr oder weniger unregelmäßig ist. Daß er aber, mit nur geringen Abweichungen von wenigen Prozent, eine *Gerade* darstellt, weist auf ein Naturgesetz hin, das die Absterbe-Ordnung determiniert. Es gibt in der Biologie nur wenige Phänomene, die einer so eindrucksvollen Geradlinigkeit folgen. Das ist um so auffälliger, als für alle bislang untersuchten Lebewesen diese Gesetzmäßigkeit gilt, oft in einer noch klareren mathematischen Form. Diese Tatsache ist erstmals von Gompertz (1825) beschrieben worden (vgl. hierzu Gavrilov u.a. 1986). Die mathematischen Konstanten ändern sich freilich in Raum und Zeit.

Die Kurven, welche die altersspezifischen Sterblichkeiten der einzelnen Todesursachen beschreiben, haben nun nur bei den Kreislaufkrankheiten insgesamt und der Gesamtheit aller Krebse einen Verlauf, welcher der Geraden der Abb. 1 ähnlich ist. Fast alle Teilgruppen von Todesursachen, z.B. die verschiedenen Organkrebse oder Krankheiten verschiedener Körpersysteme oder Hormondrüsen als Todesursache, zeigen völlig unregelmäßige Verläufe ihrer altersabhängigen Sterblichkeiten (Abb. 9). Die Kurven der Abb. 9 deuten vermutlich auf ähnliche Mechanismen wie die Kurven der Abb. 2. Die in Abb. 9 dargestellten Verläufe haben aber, mit Ausnahme der Altersabhängigkeit der Sterblichkeiten bei Kreislauferkrankungen und beim Krebs, so kleine absolute Werte, daß die Annahme, diese Unregelmäßigkeiten gingen wegen ihrer Kleinheit in der Geradlinigkeit der Gesamtsterblichkeit unter, nicht zu widerlegen ist. Nur Zeitanalysen des Verlaufs dieser speziellen Sterblichkeiten könnten hier eine Entscheidung gestatten. Die beiden häufigsten Todesursachen, Kreislaufkrankheiten und Krebs, gestatten aber einige Schlußfolgerungen.

Der fast geradlinige Verlauf sowohl der altersspezifischen Sterblichkeiten aller Kreislaufkrankheiten als ihrer Untergruppe, der zerebrovaskulären Erkrankungen, zeigen, daß die Todesursache „Kreislaufkrankheit" fast ein Synonym der Todesfeststellung ist. Das ist angesichts der Tatsache, daß der Kreislauf von alters her als Eintrittspforte des Todes gilt, leicht verständlich. Auch die Praxis, mit der Todesursachen dokumentiert werden, spricht in diesem Sinn. Es erscheint dann freilich schwer verständlich, daß eine diagnostisch gut abgrenzbare Teilursache des Kreislauf-Todes, die zerebrovaskulären Erkrankungen, ebenfalls diese seltsame Parallelität zur Gesamtsterblichkeit aufweist. Vielleicht sind Gefäßkrankheiten insgesamt der beste Indikator des Alterns („Der Mensch ist so jung wie seine Gefäße", Schettler 1982). Merkwürdig ist dann freilich das Verhältnis von Kreislauf- und Krebssterblichkeit.

Deren Sterblichkeits-Werte sind fast identisch zwischen den Altersklassen von 35 bis 60 Jahren. Vorher gibt es kleine Abweichungen: Der Krebs ist in der Jugend ein wenig häufiger. Nach dem 60. Lebensjahr aber trennen sich beide Kurven endgültig, die Krebshäufigkeit sinkt ab, die Kreislaufsterblichkeit bleibt auf ihrer fast geraden Linie. Erinnern wir uns der Abb. 4, welche dasselbe Phänomen

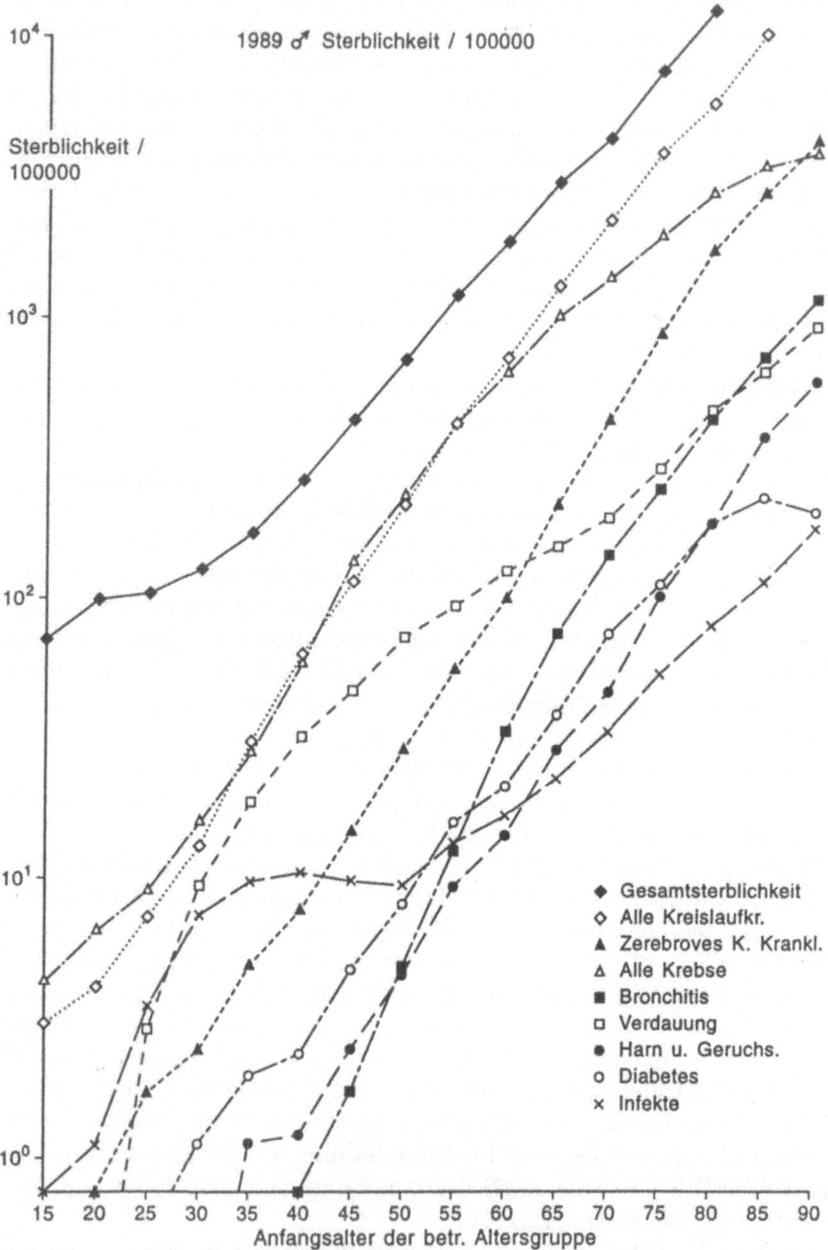

Abb. 9. Altersabhängige Sterblichkeit der Männer, pro 100 000, für 1987, für alle Todesfälle, alle Kreislaufkrankheiten, alle Krebse und die anderen Krankheiten, soweit sie hohe Sterblichkeiten aufweisen

als Prozentsatz der Krebstodesfälle an allen Todesfällen darstellt! Die Interpretation der Kurven in Abb. 4 lautet so, daß mit dem Alter zwar die Gesamtsterblichkeit auch der Krebse ansteigt, wie Abb. 9 zeigt, aber die *relative* Empfindlichkeit des Körpers gegen krebserzeugende Einflüsse abnimmt. Die Differenzen zwischen Mann und Frau (Abb. 4) und der Knick in der Sterblichkeitskurve der Frau bei 60 Jahren zeigt, daß offenbar mit dem Alter sich ändernde hormonale Prozesse dieses Verhalten dominieren, letztlich also wahrscheinlich genetische Determinanten. An die Stelle der Krebstodesfälle treten die Kreislauftodesfälle.

Das läßt sich leicht daran zeigen, daß die Summe dieser beiden Todesursachen Krebs und Kreislaufkrankheiten, in Prozent aller Todesfälle, von der Jugend bis zum 60. Lebensjahr rasch wächst, von 10 % für die Klasse der 15–20jährigen auf 75 % der 60–65jährigen. Dann aber bleibt die Summe nahezu konstant. Von dem Alter ab, wo sich in Abb. 9 die Sterblichkeitskurven für Krebs und Kreislauf trennen, schwankt ihre Summe nur noch zwischen 75 und 78 %.

Wir möchten vermuten, daß Krebs und Kreislauf sich als Todesursache im Alter vikariierend verhalten, während sie zwischen dem 35. und 60. Lebensjahr fast identisch sind und auch in der Jugend relativ wenig voneinander abweichen. Beide spielen in der Jugend als Todesursache keine Rolle. Weitere Beispiele für ein vikariierendes Verhalten sind aus den Daten der Abb. 9 nicht zu entnehmen.

Vikarianz ist also deutlich nur bei Krebs und Kreislaufkrankheiten. Die weitgehend akut zum Tode verlaufenden Krankheiten jüngerer Altersklassen sind offenbar umweltbedingt. Sie würden dementsprechend ein lohnendes Feld für präventive Maßnahmen abgeben.

5.6 Erweiterung des Vikarianz-Phänomens

Die bislang in Kap. 5.3–5.5 dargestellten Phänomene einer vikariierenden Sterblichkeit bezeichnen das Verhalten bestimmter Sterblichkeitsdaten, ohne daß dieser Darstellung eine Theorie zugrundegelegt wäre. Wir nehmen lediglich an, was durch die Gesetzmäßigkeit oder die Konstanz der Summen-Sterblichkeitsdaten nahegelegt wird, daß die in den Abb. 2, 6, 7 und 9 wiedergegebenen Teilsterblichkeiten sich nicht zufällig, sondern begründet zu einer Summe addieren, die einem gesetzmäßigen Verhalten folgt. Wenn diese Annahme, die zunächst nicht mehr als eine Beschreibung von Daten ist, zutrifft, dann können die Teilsterblichkeiten nicht voneinander unabhängig sein.

Diese wechselseitige Abhängigkeit von Sterblichkeiten kann auch nicht so erklärt werden, daß wechselnde Umwelteinflüsse als mittelbare oder unmittelbare Todesursachen in wechselnder Häufigkeit auftreten und damit eine Variation der für sie spezifischen Todesfälle bewirken. Auch diese Annahme ist ebenso unwahrscheinlich wie die einer Variation von Teilsterblichkeiten, welche „zufällig" eine geringe oder keine Variation der Summensterblichkeit ergäbe. Änderungen der Umwelt-Einwirkungen, die in ihrem Effekt voneinander abhängig würden, sind schwer zu erklären und mindestens nie festgestellt worden.

Es fragt sich nun abschließend, ob nicht derart deskriptiv aufgefaßte Vikarianzen auch noch in anderen Sterblichkeitsdaten zu finden sind und damit auf einen gemeinsamen Kausalmechanismus immer dort hinweisen, wo Teilsterblichkeiten sehr stark variieren, sich dennoch zu einer weit weniger variierenden Summen-Sterblichkeit addieren. Natürlich könnte ein solches Verhalten zufällig sein oder bestimmte, nachweisbare Gründe haben. Dennoch bleibt, wenn man die Zufälligkeit nicht gelten lassen will, dann die Schlußfolgerung zwingend, daß die Individuen bestimmter Gruppen an für sie charakteristischen Todesursachen häufiger sterben, diese Sterblichkeiten aber an anderen Todesursachen „eingespart" werden. Ein Beispiel: Frauen sterben in einem bestimmten Lebensalter im Maximum ihrer relativen Krebssterblichkeit wesentlich häufiger an Krebs als Männer, aber ihre Gesamtmortalität ist auch zu diesem Zeitpunkt ihres Lebens kleiner als die der Männer, wie die Analyse der Daten zeigt.

Das Phänomen einer vikariierenden Sterblichkeit liegt offenbar auch dort vor, wo in größeren Bevölkerungsgruppen, z.B. ganzen Nationalbevölkerungen, bestimmte Mortalitätsdaten für verschiedene Krankheiten ermittelt und mit den Daten der Gesamtmortalität verglichen werden. Dieses Verhalten ist besonders auffällig bei den verschiedenen Krebslokalisationen. Deren Inzidenz und Mortalität zeigt beim Vergleich zahlreicher Nationalbevölkerungen sehr große Schwankungen, während die Gesamtmortalität am Krebs sich weit weniger ändert. Das beweisen z.B. die Daten für Krebs in Europa (Levi u.a. 1993). Dasselbe zeigen Daten von Bofetta u.a. (1993): Bestimmte Länder haben hohe Häufigkeiten von Krebskrankheiten einer bestimmten Organlokalisation, während die Gesamtsterblichkeiten sich sehr viel weniger unterscheiden.

Analoge Befunde sind offenbar zahlreich. Gass (1987) gibt z.B. einschlägige Daten für Krebshäufigkeit in Berufen. Die Gesamtmortalität variiert bei 5 Berufsgruppen zwischen 88 und 114 % des Mittelwertes, während die gleiche Varianz der Berufsgruppen für das Lungenkarzinom von 57 bis 137 % variiert.

5.6.1 Molekulargenetische Versuche scheinen die These der vikariierenden Sterblichkeit zu bestätigen

Die hier vertretene These der „vikariierenden Sterblichkeit" ist zunächst nicht mehr als der Versuch, merkwürdige Daten der Sterblichkeit an verschiedenen Krankheiten zu *beschreiben*. Es wird also zunächst nur darauf hingewiesen, daß spezielle Krankheitsformen unverständliche Variationen im Laufe der letzten Jahrzehnte (also zeitbezogen) ebenso wie Variationen in verschiedenen Altersgruppen oder Variationen in ethnischen Räumen aufweisen, welche sich in einer übergeordneten Summe, deren Teil sie sind, nicht im gleichen Umfang vorfinden. Eine solche Beschreibung bedarf letztlich einer Erklärung, die, wenn nicht die hier vorgetragene These einer inneren Abhängigkeit der betreffenden Sterblichkeiten akzeptiert wird, nur auf den Zufall bezogen werden könnte, der dann die relative Konstanz der übergeordneten Sterblichkeiten im Gegensatz zur Variation der Teile unbeachtet ließe. Auch die Annahmen bestimmter Umwelt-

Noxen, deren zeitliche oder räumliche Variation als hinreichende Erklärung für die hohen Variationen der Teil-Sterblichkeiten, z.B. der verschiedenen Krebslokalisationen, dienen könnte, beläßt das hier beschriebene Phänomen des Widerspruchs von Varianz der Teile zur relativen Konstanz ihrer Summe im Bereich des Zufälligen, also ohne Erklärung, abgesehen davon, daß, wie wir schon sagten, eine solche Variation der *Noxen* nicht festgestellt wurde.

Ohne Frage kann zwischen der Zufalls-Hypothese und der These der Vikarianz nur durch dritte Argumente entschieden werden, wenn nicht der Effekt der „Verständlichkeit" der Vikarianz auch in sich selbst bereits ein gutes Argument ist.

Ein besseres Argument der Bestätigung würde dennoch fraglos dann vorliegen, wenn die Vikarianz-Hypothese Aussagen über andere Phänomene ermöglicht, welche besser verstanden oder sogar vorausgesagt werden könnten, wenn sie noch nicht beobachtet worden sind. Hierüber wird unten (Kap. 8.2) kurz berichtet.

Schon hier soll aber auf merkwürdige Beobachtungen hingewiesen werden, welche im Rahmen von Modellentwürfen für eine genetisch bedingte Krebsentstehung in letzter Zeit durchgeführt wurden und über die Schartl (1995) referiert hat. Schartl beschreibt diese Modelle folgendermaßen. „Die meisten Tumoren werden durch somatische Mutationen ... ausgelöst. Die Zielstrukturen dieser Noxen sind Gene, die dann als Tumorgene in Erscheinung treten. Die exogenen Auslöser wirken jedoch, bis auf eine bestimmte Organselektivität (z.B. UV-Strahlung und Hautkrebs, Rauchen und Lungenkrebs), relativ unspezifisch und haben damit keinen Einfluß auf den Verlauf und die pathologischen Eigenschaften der Tumoren." Diese Feststellung, in Tierversuchen gewonnen, beziehen sich auf Experimente, bei denen die Folgen einer einwirkenden Noxe zwar Tumoren waren, deren Art sich jedoch als nicht voraussagbar erwies. Dies ist offenbar derselbe Sachverhalt, den wir soeben als vikariierende Sterblichkeit beschrieben haben.

5.7 Zusammenfassung der Phänomene der vikariierenden Sterblichkeit

Da der Gedankengang, der zum Konzept der „vikariierenden Sterblichkeit" geführt hat, klassischen Denkgewohnheiten nicht entspricht, ist eine kurze Zusammenfassung dieses Gedankengangs angebracht.

1. Die Überlegung beginnt mit dem Konzept „schwacher Wirkungen". Diese rufen Krankheiten nur hervor, wenn mehrere Einwirkungen gemeinsam vorliegen („Multifaktorielle Genese"). Das bedeutet, daß alle ätiologisch von einzelnen dieser Einwirkungen verursachten Krankheiten sehr viel mehr Escaper aufweisen als Erkrankte. Selbst wenn sie, epidemiologisch gesprochen, mit bestimmten Krankheiten als Todesursache statistisch signifikant korrelieren, ist der Tod ein Summationsphänomen (Becker u.a. 1977), wird der Todeszeitpunkt weniger von dieser Einwirkung als von dem wesentlich potenteren, ge-

netischen Faktor bestimmt. Diese Tatsache ist besonders klar daran ablesbar, daß unter homozygoten Zwillingen Raucher und Nichtraucher die gleiche Mortalität zeigen (Friberg u.a. 1973). Das schließt nicht aus, daß Rauchen ein Risikofaktor ist (Fessel 1982), für den Blasenkrebs z.B. (Moolgavkar u.a. 1981). Es fragt sich nun, *was* beim Rauchen den Tod bestimmt und ob nicht auch der genetische Faktor „Persönlichkeit" eine Rolle spielt. (Hierzu Burch 1978; Christian 1977; Fisher 1959).

2. Es ist an zahlreichen Daten zu belegen, daß die Gesamtsterblichkeit sowohl individuell als auch geographisch oder im Verlauf der Zeit weit weniger variiert als die Sterblichkeit an speziellen Todesursachen, wie soeben gezeigt wurde. Dieses Phänomen verdichtet sich in einer Reihe von Fällen zu der Tatsache, daß die krankheitsbezogene Sterblichkeit bestimmter Krankheiten höher ist, als es dem Erwartungswert (d.h. dem Durchschnitt der Bevölkerung) entspräche, daß dabei aber die Gesamtsterblichkeit unverändert ist, also offenbar von der in Abb. 1 dargestellten Gesetzmäßigkeit abhängt. Die Annahme ist zwar nicht zu widerlegen, daß die Variabilität der spezifischen Todesursache *zufällig* ist. Aber der Begriff „Zufall" hat keinen Erklärungswert. Ebenfalls ist es nicht widerlegbar, daß diese Variationen von entsprechenden Variationen pathogenetischer Umwelt-Einwirkungen verursacht werden. Aber diese Erklärung ist mit unserer These kompatibel, erklärt nur nicht die Tatsache, daß sich die Teilsterblichkeiten nicht additiv verhalten, sondern sich zu konstanten Sterblichkeiten addieren oder wenigstens zu sehr viel kleineren Variationen der Gesamtsterblichkeit führen, als es einem additiven Verhalten entspräche. Die Annahme ist dann unabweisbar, daß im Vergleich zwischen verschiedenen Bevölkerungen oder der gleichen Bevölkerung zu verschiedenen Zeiten erhöhte Sterblichkeiten an einer bestimmten Todesursache mit niedrigen Sterblichkeiten anderer Todesursachen einhergehen, was mit einer „vikariierenden Sterblichkeit" bezeichnet werden könnte.

Speziell für den Krebs und seine auffallend geringe zeitliche Varianz, die sich stark gegen die hohe Varianz der Sterblichkeit an bestimmten Krebsformen abhebt, lassen sich die folgenden Thesen formulieren.

1. An welcher Krebsform ein Mensch stirbt, hängt von unbekannten Einflüssen ab, wobei der Krebstod anders und relativ starrer determiniert ist als die Lokalisation des den Tod auslösenden Krebses.
2. Hinsichtlich der relativ starren Determination des Todeszeitpunktes durch Krebs, der vielleicht genetisch bestimmt ist, spielen austauschbare „schwache Wirkungen" eine auxiliäre Rolle. Unter dieser „Hilfe" könnte z.B. verstanden werden, daß schwache Energien die relativ starken Wirkungen des genetischen Codes über die Schwelle heben und so die Krebskrankheit manifest werden lassen.
3. Es hängt von unerkennbaren, also als „Zufall" imponierenden Charakteristika dieser „schwachen Wirkungen" ab, welche von ihnen den Ausschlag bei der Auslösung des Todes gibt.

4. Wirkt eine als schwache Wirkung bekannte Umwelt-Energie bei einer Teil-population ein, bei einer anderen nicht, so kann ein für diese schwache Wirkung typischer Effekt (eine spezifische Lokalisation in einem bestimmten Organ z.B.) bei einer exponierten Teilpopulation häufiger ausgelöst werden als bei einer anderen Population (z.B. Kontrollgruppe), ohne daß dabei die Krebssterblichkeiten an *allen* Krebsarten steigen. Verschieden sind nur die Lokalisationen (die betroffenen Organe) dieser Krebse.

5. Ist die allgemeine Krebsdisposition von zwei Populationen gleich, so ist auch ihre Krebssterblichkeit insgesamt gleich oder zumindest ähnlich. Die Verteilung der Krebsfälle auf die verschiedenen Organe ist aber u.U. sehr verschieden.

6. Die Quintessenz dieser Hypothese besagt also, daß die Krebssterblichkeit durch starke Determinanten in ihrer *Größe* bestimmt wird, die Zuordnung zu den vom Krebs befallenen Organen aber auf schwache Wirkungen zurückgeht, die ihrerseits die Größe der Krebssterblichkeit relativ wenig beeinflussen. Wird man gleichsam durch schwache Wirkungen gezwungen, an einer besonderen Krebsform zu sterben, so stirbt man natürlich nicht an einer anderen Krebsform. Der Krebstod selbst, als Katastrophe, ist aber durch andere starke Wirkungen, in der Regel vermutlich durch genetische Determinanten, bestimmt.

In Abb. 1 zeigt die Sterblichkeit für die Jahrgangsklassen 20–40 Jahre auffällige Abweichungen von der später recht exakt gültigen Geraden. Die Sterblichkeiten in diesem Alter wurden erheblich dadurch korrigiert, daß die Todesursachen durch äußere Gewalt (schraffierte Fläche) und der Gesamtsterblichkeit abgezogen würden. Scheinbar ist dadurch auch ein Effekt „vikariierender" Sterblichkeit sichtbar geworden. Wären die Todesfälle durch Unfall *nicht* eingetreten, so würde die Rest-Sterblichkeit etwas höher sein, d.h. ihre Werte würden dann vermutlich exakt auf der Sterblichkeits-Geraden liegen.

Dennoch handelt es sich um einen anderen Effekt derart, daß von den verunglückten Personen ein kleiner Teil annähernd zur gleichen Zeit auch ohne Unfall gestorben wäre, weil die „genetische Lebensuhr" abgelaufen war. Dieser Anteil würde sich zu den in den Abbildungen fehlenden Zahlen so addiert haben, daß die Sterblichkeiten (ohne Unfälle) exakt auf der Geraden liegen würden. Diese Interpretation ist die Folge des hier vorgelegten Modells der schwachen Wirkungen und bestätigt diese Hypothese.

6 Das Wesen „schwacher Wirkungen"

Das Wesen schwacher Wirkungen besteht in erster Linie darin, daß sie eine Katastrophe nicht ohne die Hilfe anderer (schwacher oder starker) Wirkungen auslösen können. Wo also ein Umwelt-Einfluß als pathogen angesehen und zugleich als „schwach" in seiner Wirkung eingestuft wird, sind rasche pathologische Folgen nicht zu erwarten. Erst eine *chronische* Exposition der Umwelt-Noxe gegenüber kann manifeste Wirkungen entfalen. Diese Wirkungen werden, wie alle *chronischen* Prozesse das notwendigerweise tun, letztlich zellulärer Natur sein.

Diese simple Feststellung bedarf jedoch einer mehrfachen Präzisierung, insbesondere hinsichtlich der Einwirkungswege und der Vermeidbarkeit derartiger Einwirkungen.

6.1 Der Ursprung „schwacher Wirkungen"

Schwache Wirkungen werden in der Regel von der Umwelt her auf den Menschen einwirken, wenn man von den Sonderfällen „endogener" und „psychischer" Wirkungen zunächst absieht. Umwelt-Einflüsse können sich mechanischer, chemischer, strahlender und elektrischer Energien für ihren Einwirkungsweg bedienen.

Über die Natur *mechanischer schwacher Wirkungen* ist wenig Sicheres bekannt. Daß einseitige mechanische Belstungen zu Erkrankungen vorwiegend des Skeletts und der Muskeln führen, ist eine banale Weisheit (vgl. Heuchert u.a. 1992). In unserem Zusammenhang ist es fraglich, ob es „schwache" mechanische Wirkungen pathogenen Charakters gibt. Insbesondere wenn man die „Zusammenhangs-Regeln" zur Feststellung einer schwachen Wirkung von Hill (1965) beachten will, müßte die Stärke des Umwelteinflusses hoch sein, und so verfährt man auch derzeit in der Entscheidung über die Berufsbedingtheit mechanisch ausgelöster Krankheiten. Das Problem ist derzeit sehr aktuell, durch die neue Begrifflichkeit im Zusammenhang „arbeitsbezogener Erkrankungen" (Rutenfranz 1983).

Die klassische Domäne schwacher Wirkungen ist die der *chemischen Einwirkungen*, weil bei ihnen die reichste Erfahrung vorliegt und die Mechanismen der Einwirkung leicht erkennbar sind. Insbesondere bei der Entstehung von Krebs ist der chemische Wirkungsweg der meistdiskutierte, obgleich die chronischen, schwachen Wirkungen, die z.B. von der Ernährung ausgehen sollen, alles andere als unproblematisch sind. Doll u.a. weisen den Einflüssen der Ernährung den größten Teil der Krebsentstehung zu. Die Tatsache, daß man Zusammenhänge zwischen körpereigenen Stoffwechselvorgängen und Krebs feststellen kann, macht diese These einsichtig (Lit. bei Rüdiger 1990). Dennoch scheint der pathogene Mechanismus derartiger schwacher, chronischer Einwirkungen chemischer Art keineswegs geklärt, weder was die Wirksamkeit noch was die „Reichweite" solcher Wirkungen anlangt.

Strahlungen als Ursache von Krankheiten zeigen zwei spezifische Probleme. Das scheinbar einfachste Problem liegt in der *Frequenz der Strahlung*. Hochfrequente, sog. ionisierende Strahlen sind keine schwach wirksamen Energien. Frequenzen von mehr als 10^{16} Hz, deren Energie über 40 eV (Elektronenvolt) liegt, zerstören den Atom-Aufbau, und zwar sofort und irreversibel. Die „Treffertheorie" von K. H. Bauer (1963, S.588) ist anwendbar. Ultraviolette Strahlen, Röntgenstrahlen und kosmische Strahlen gehören zu diesen sehr wirksamen Strahlen. Sobald aber die Strahlenfrequenz in den Bereich des sichtbaren Lichtes abfällt, sind die Wirkungen solcher Strahlen entweder an spezifische Rezeptoren (Auge, Wärmesinne) geknüpft, oder sie sind schwer erklärbar, ihre Wirksamkeit ist kontrovers. Schon die Wellen des sichtbaren Lichtes ($0{,}75{-}0{,}4 \cdot 10^{15}$ Hz) können Atome nicht mehr ionisieren, erst recht also nicht elektromagnetische Felder, deren Frequenz zwischen 16 Hz und einigen GHz (10^9 Hz) liegt. Man könnte alle Änderungen von zellulären Prozessen, die in elektromagnetischen Feldern von Quantenenergien unter 4 eV (10^{14} Hz) erzeugt werden, bereits „schwache Wirkungen" nennen. Der Wirkungsmechanismus dieser Wirkungen wird immer undurchsichtiger, je mehr die Quantenenergie unter 4 eV absinkt. Vom sichtbaren Licht kennen wir wenigstens den Effekt, nämlich die Depolarisation der Zellmembran. Von niedrigen Frequenzen, selbst im Bereich der Wärmestrahlung von 10^{14} Hz (4 eV), kennen wir nicht einmal diese elementare Erregungsfunktion, und im Bereich der Mikrowellen sind wir auf reine Spekulationen angewiesen. Es wird sogar fraglich, ob im Bereich der Mikrowellen und darunter Wirkungen darin bestehen, daß Membraneigenschaften verändert werden. Messungen von Kullnik (1992) scheinen das nahezulegen: Ein elektromagnetisches Feld von 159 MHz depolarisiert Nervenzellen, d.h. ihr Membranpotential sinkt ab. Bei noch niedrigeren Frequenzen gibt es bislang keinerlei exakte Meßwerte an Membranen. Vielleicht ändern sich die Calcium-Ströme (Adey 1988), aber auch das wird bestritten (Meyer 1994). Man hat andere Zell-Eigenschaften untersucht, wie Änderungen der Chromosomenstruktur (Aberrationen, Schwester-Chromatid-Austausch-Raten, Mikrokerne), aber unter Feldeinfluß nichts Sicheres gefunden. Der einzig sichere Befund ist die Erhöhung der Wachstumsgeschwindigkeit und der Zellteilung (Eberle 1992).

Daß auch schwächste Strahlungs-Energien biologische Wirkungen entfalten können, beweisen die sog. Lorenzini-Ampullen, die höchst empfindliche elektrosensible Organe sind, die schon auf Stromdichten um 10^{-10} A/cm^2 mit einer Erregung reagieren (Lit. bei Schaefer 1983, S.86). Sie sind damit um 6 Zehnerpotenzen empfindlicher als Hautsinne! Es ist niemals gezeigt worden, daß auch Menschen so empfindliche Sinneszellen besitzen. Wir kennen sie nur von bestimmten Fischarten (Kalmijn 1974). Gäbe es die beim Menschen, so wären Phänomene menschlicher Elektrosensibilität erklärbar, die derzeit jedoch besser psychosomatisch erklärt werden können.

Das zweite Problem schwacher Wirkungen bei strahlender Energie liegt in der Unmöglichkeit, die Wirkung schwacher Strahlendosen aus derjenigen starker Dosen durch „Extrapolation nach unten" zu ermitteln. Das Phänomen ist altbekannt, wurde zuerst als Arndt-Schulzsche Regel dahin präzisiert, daß mindestens bei vielen Einwirkungen aus der Umwelt sich ihre Wirkungsart bei Senkung der Energie-Dosis umkehrt, aus einer Schädigung also eine biologisch erwünschte wird. Das Problem ist heute unter dem Stichwort „Hormesis" bekannt (Lit. bei Schaefer 1992, S.116 f.). Es liegt auf der Hand, daß man Wirkungen, die den positiven Umkehr-Effekt bei gesenkter Energie-Dosis zeigen, „schwache Wirkungen" nennen sollte. Die hier behandelten Schwierigkeiten in der Erfassung schwacher Wirkungen sind auch kennzeichnend für die Polemik um die Wirkung schwacher Intensitäten auch bei ionisierenden Strahlungen.

Die vierte Form schwacher Wirkungen ist die der Einwirkung *elektrischer Energien*. Soweit es sich um elektrische oder magnetische Wechselfelder handelt, ist diese Einwirkungsform unter der schwacher Strahlungen abgehandelt. Die Wirkungen elektrischer Ströme, die biologisch relevant sind, interessieren uns hier nicht. Interessant wären *schwache Wirkungen* elektrischer Energie, über die nur dort relative Klarheit besteht, wo es sich um die elektrische Steuerung der Organfunktionen durch Aktionspotentiale in Nerven handelt. Auch dieses Problem lassen wir hier außer Betracht. Schwierigkeiten bereiten angebliche biologische Effekte schwacher Felder auf Zellen. Wie kompliziert diese Verhältnisse sein können, darüber belehrt uns eine Diskussion über „triviale Einflüsse" schwacher Felder, wie sie überall in unserer technisierten Umwelt auftreten, auf Zellen. Man hat den Versuch gemacht, solche Einflüsse mathematisch zu formulieren und gegen die stochastischen bioelektrischen Phänomene, die man auch „Hintergrund-Rauschen" nennen könnte, abzugrenzen und ihnen, trotz ihrer Interferenz mit Rausch-Effekten, Steuerungsfunktionen zuzuschreiben (Pickard 1995). Die sehr komplizierte Mathematik wurde von Kennern hart kritisiert (Adair 1995; Sheppard 1995). Die Kontroverse beweist nur, wie unsicher mathematische Spekulationen in der Biologie sind, wovon zahllose derartige Versuche Zeugnis ablegen.

Schwache elektrische Wirkungen solcher Art sind in letzter Zeit als Ursache wesentlicher Einflüsse auf das Zellwachstum bezeichnet worden, und es ist eine Art elektrischer Mystik entstanden, bei der biologisch günstige Effekte nachgewiesen werden, so daß dann ungünstige Effekte eigentlich nicht mehr als unmöglich hingestellt werden konnten (hierzu Schaefer 1992). Das Problem wird unter dem Titel „Elektrosmog" die Menschen noch lange beschäftigen. Wir können hier nur auf andere Darstellungen verweisen (Lit. bei Schaefer 1995). Es handelt sich um ein weites und äußerst kontroverses Feld.

Im Gegensatz zu solcher „elektrischen Mystik" ist die elektrische Steuerung der Regulationssysteme des Körpers ein wohlgeordnetes Feld. Ohne Frage gehen insbesondere von Hormondrüsen, als Folge solcher Steuerungen, weitreichende schwache Wirkungen aus. Über die zahllosen Mechanismen, die gut bekannt sind, haben Henry u.a. (1977) schon fundamentale Überlegungen angestellt. Unsere moderne Nosologie hat diese hormonale Pathogenese durchaus erkannt, vor allem als Grundmechanismus aller sog. psychosomatischer Erkrankungen. Man sollte aber die Einseitigkeit der heutigen Theorien nicht übersehen, die durch die meßtheoretischen Probleme entstanden sind: Die leicht meßbaren Hormonvorgänge (Katecholaminstoffwechsel, neuerdings Melatonin) bestimmen stark die theoretische Entwicklung. Obgleich z.B. über das Pinealorgan (die Zirbeldrüse) eine enorme Menge an Tatsachen bekannt ist (Reiter 1981), wird sie in der Pathophysiologie kaum erwähnt.

Bei Durchsicht der enorm anschwellenden Befunde auf zellulärer Ebene hat der Nicht-Insider den Eindruck, daß zwischen der Theorie der Risikofaktoren und der zellulären Nosologie ein breiter Zwischenraum klafft, der noch nicht überwindbar ist. Schon wegen der fehlenden Sachkompetenz des Autors soll hier vorwiegend auf solche Modelle zurückgegriffen werden, über die in unserem Forschungsverbund ausgiebig diskutiert wurde. In der Sicht dieser Diskussionen wären „starke Wirkungen" insbesondere solche, welche chromosomale Änderungen bewirken, z.B. Krebs (durch Mutationen) initiieren. Krebspromovierende Wirkungen sollte man den „schwachen Wirkungen" zuzählen, denn sie haben, wenn überhaupt, kanzerogene Effekte vermutlich nur in der Form vikariierender Krebsformen. Daß andere als kanzerogene Effekte als sterblichkeitssteigernde Effekte kaum diskutiert werden, liegt am Mangel jeder „Primärerfahrung" (Schaefer 1991), d.h. der Erfahrung mit schweren Körperschäden, die mit einiger Wahrscheinlichkeit elektromagnetischen Ursprungs sein könnten. Außer Krebs sind nur teratologische Folgen dieser Felder untersucht, aber mit hoher Wahrscheinlichkeit *nicht* als elektromagnetisch beeinflußbar gefunden worden (Lit. bei Schaefer 1991; Cameron 1993).

6.2 Die „Vermeidbarkeit" der Folgen schwacher Einwirkungen

Schwache Wirkungen kommen also aus der Umwelt. Daher sollte ihre Einwirkung vermeidbar sein. Es ist derzeit eine erhebliche Diskussion über die „Vermeidbarkeit" der Krankheit entstanden, und die immer noch (wenn auch wenig) steigende Lebenserwartung der Individuen scheint diese Ansichten zu bestätigen.

Nun haben Rutstein u.a. (1976) einen Katalog „vermeidbarer Krankheiten" aufgestellt, an dessen Realisierung sich die Qualität der medizinischen Versorgung messen ließe. Es ist in diesem Katalog, der immer noch maßgebend ist, kennzeichnend, daß er in der Tat die vielen (nicht allzu häufigen) umweltbedingten Krankheiten enthält, vor allem alle Infekte, Verletzungen und Vergiftungen, die z.B. in unserer Abb. 1 weggelassen werden mußten, um die Gerade zu erhalten, welche den Logarithmus der Sterblichkeit darstellt. Die von Rutstein u.a. als *nicht* vermeidbar unbeachtet gelassenen Krankheiten, Krebs und Kreislaufkrankheiten, stellen aber die Masse der Todesfälle (nicht der Erkrankungsfälle!) dar. Schon aus diesem Grund muß der Gedanke, die Vermeidung vermeidbarer

Krankheiten, etwas utopisch erscheinen. Das geht auch daraus hervor, daß sich die Steilheit der Geraden in Abb. 1 in den letzten Jahren nicht mehr ändert. Was sich ändert, ist der Ausgangspunkt der Geraden, der immer noch etwas durch Absenkung der Jugendsterblichkeit senkbar ist. Dort liegen also die wesentlichen Erfolgschancen der Prävention. Wie enorm der Einfluß der Todesursachen junger Menschen ist, erkennt man, wenn man die prozentualen Anteile vermeidbarer Krankheiten in der Jugend darstellt, wie das Abb. 2 zeigte und besonders beeindruckend soeben für Estland dokumentiert wurde (Leinsalu 1995, dessen Abb. 1). Auch die hohe Krebssterblichkeit, insbesondere die Leukämie-Sterblichkeit junger Menschen mit einem Gipfel ihres Prozentanteils an allen Sterbefällen im 5. Lebensjahr, zeigt, daß hier eine enorme Suszeptibilität für Krebs vorliegt, die Schwelle für schwache Wirkungen also sehr niedrig liegen dürfte, was z.B. die Diskussion um den Elektrosmog so besonders gravierend macht. Denn die einzigen unbestrittenen Wirkungen elektromagnetischer Felder beziehen sich auf Steigerungen der kindlichen Krebs-Inzidenzen.

6.3 Schwache Wirkungen sind maßgebend an der sozialen Ungleichheit der Krankheit beteiligt

Ein letztes Wort zur *Ungleichheits-Forschung*. Es ist in vielen epidemiologischen Studien nachgewiesen worden und entspricht einer alten Erfahrung, daß die Lebenserwartung und die Sterblichkeitsgröße stark vom Beruf und von den sozioökonomischen Lebensbedingungen abhängen (Blohmke u. Reimer 1980; Schaefer u.a. 1977; Siegrist 1992). Die Risiken, welche die soziale Ungleichheit für Krankheit und Sterblichkeit darstellen, haben Werte, die in der Regel unter 2 liegen. Schon dadurch erweisen sich diese sozioökonomischen Einflüsse als „schwache Wirkungen", erst recht durch ihren nosologischen Charakter, also insbesondere die chronische Natur ihrer Einwirkung und die hohe Zahl von „Escapern", also Menschen, die trotz widriger Einflüsse gesund bleiben.

Man darf eine bescheidene Hoffnung darin setzen, daß solche ökonomischen Risiken z.Z. vermeidbar sind. Es ist auch hier typisch für solche Risiken, daß sich vermeidbare Krankheiten im Sinne Rutsteins besonders häufig unter sozioökonomisch schlechten Bedingungen finden, was soeben für Helsinki bestätigt wurde (Poikolainen u.a. 1995), aber eine schon lange bekannte Tatsache ist. Risikofaktoren sind sozial unterschiedlich verteilt (Siegrist 1992; Johnson u.a. 1991; Schaefer u.a. 1977; Suadicani u.a. 1994 und viele andere Arbeiten). Aber gerade die Risiken des Verhaltens, insbesondere des Konsums, sind mindestens in Deutschland schwer vermeidbar.

7 Zu welcher Klasse wissenschaftlicher Aussage gehört das Konzept der „schwachen Wirkungen" und seiner Implikation, der „vikariierenden Sterblichkeit"?

Wer Gedanken zur Theorie der Pathogenese vorlegt, wird sich fragen lassen müssen, welche Stelle im Gebäude wissenschaftlicher Theorien diese Gedanken einnehmen.

Unter einer Theorie versteht man in der „normalen" Naturwissenschaft, wie Kuhn (1993) sie nennt, die Rückführung eines bislang unbekannten Phänomens auf ein oder mehrere bekannte. Dabei wird der Mechanismus einsehbar, wie das unbekannte Phänomen entsteht. Solange sich das Phänomen nicht experimentell herstellen läßt, also der Darstellung in einem „gemachten" Modell zugänglich ist, wird man bereits bekannte Beobachtungen zur Erklärung der noch unbekannten heranziehen, also „beobachtete Modelle" der Phänomene entwerfen (Schaefer 1992). Es ist offenbar, daß die hier behandelten Phänomene, welche das Verhalten an Sterblichkeiten beschreiben, weder durch ein gemachtes noch durch ein beobachtetes Modell ihrer Mechanismen erklärt werden.

Der Begriff „schwache Wirkungen" ist eine Definition für alle Einwirkungen exogener oder endogener Art, welche bestimmte Eigenschaften hinsichtlich ihrer Meßbarkeit haben. Es sind „weak associations" (Wynder 1990), die in der Regel kleine Risikowerte zwischen 1 und 2 aufweisen, oft nicht signifikant sind und hohe Werte an „Escapern" aufweisen, weil die fraglichen Risiken nur „multifaktoriell" wirken. Es ist also immer unsicher, zwischen der Noxe, die eine schwache Wirkung hat, und der mit dieser Wirkung entstehenden Krankheit eine Kausalbeziehung herzustellen, obgleich an der Existenz der Wirkung nicht gezweifelt werden sollte, wenn sie unter besonders glücklichen Umständen mit klarer Signifikanz, mit deutlicher Dosis-Wirkungs-Relation oder gar einem experimentell begründeten Modell wahrscheinlich zu machen ist.

Der hier vorgelegte Gedankengang macht überdies verständlich, daß schwache Wirkungen zwar Teilsterblichkeiten verändern, ohne Gesamtsterblichkeiten zu beeinflussen, daß dieser Einfluß Variationen von Morbiditäten oder Mortalitäten auslöst, die voneinander abhängig, also nicht zufällig und voneinander unabhängig sind. Damit werden diagnostische, prognostische und therapeutische Aussagen in einer Weise modifiziert, die derzeit nicht bekannt ist. Solche Aussagen, die wir im letzten Kapitel formulieren, bilden in ihrer Gesamtheit eine paradigmatische Sicht, in der bestimmte Phänomene als gesetzmäßig und nicht als zufällig zu betrachten sind, wobei die eine solche Gesetzmäßigkeit begründenden Mechanismen in der Regel noch nicht bekannt sind.

Es wird schließlich den vielen Warnungen vor leichtfertiger kausaler Interpretation schwacher epidemiologischer Assoziationen (Wynder 1987) eine weitere Fehlerquelle hinzugefügt. Gerade die Anfälligkeit der Epidemiologie gegen überstrapazierte Kausalinterpretationen zeigt auch hinsichtlich der Annahme „vikariierender" Sterblichkeit, daß die Eliminierung des Einflusses von „Confoundern" gewährleistet sein muß, freilich diese Confounder durch ihren Einfluß die multifaktorielle Entstehung von Krankheit ebenso illustrieren wie die Möglichkeit einer vikariierenden Sterblichkeit.

8 Schlußfolgerungen

8.1 Die Phänomene sind altbekannt

Die in Abb. 4 gezeigten Phänomene sind seit langem bekannt und z.B. als Änderung der spezifischen Krebssterblichkeiten bei Migrationen, wie etwa Wechsel des Lebensraums von Japan nach Amerika, seit langem Gegenstand der Diskussion. Sie werden hier nur in einem neuen Zusammenhang gesehen, nämlich unter dem Gegensatz zwischen der Zunahme bestimmter Krebsformen bei völliger Konstanz der Gesamtmortalität an Krebs oder mindestens einer relativ geringen Varianz, gegen welche die hohen Varianzen der spezifischen Krebsformen sich im Kontrast abheben. Der Ausdruck „vikariierend" für die einzelnen Krebsformen oder spezieller Krankheiten bei konstanter Sterblichkeit einer großen Population ist zunächst rein *deskriptiv*, ohne irgendeine Hypothese hinsichtlich der Entstehung des Phänomens zu formulieren.

Dennoch scheint das Phänomen, in seinem neuen paradigmatischen Zusammenhang, einige Schlußfolgerungen zu gestatten, welche für die Praxis der Nosologie von einiger Bedeutung sind. In diesen Schlußfolgerungen werden auch Hypothesen formuliert, die zunächst mit allen Vorbehalten der Irrtumgsmöglichkeit wiedergegeben werdn.

8.2 Schlußfolgerungen und Hypothesen

a. In dem Maße, wie das Phänomen der Vikarianz (bei relativer Konstanz der Gesamtsterblichkeiten) zutrifft, kann von Fall-Kontroll-Studien, bei denen sich eine spezifische Todesursache als vermehrt gegen die Gesamtpopulation erweist, *nicht* darauf geschlossen werden, daß auch die Gesamtsterblichkeit der Teilpopulation, die in der Fall-Kontroll-Studie untersucht wurde, erhöht ist. Das ist dann besonders wichtig, wenn eine solche Studie „Gefahren" feststellt, die dann relativiert scheinen, z.B. nicht mehr die Lebenserwartung betreffen.

b. In dem Maße, wie die logarithmische Sterblichkeit geradlinig ist, ist eine Manipulation dieser Sterblichkeiten, z.B. durch präventive Maßnahmen, offenbar nur begrenzt möglich. Prävention kann die *Lebensqualität* entscheidend, die Lebensauer vermutlich weniger stark beeinflussen.

c. Selbst wenn das Verhalten der Sterblichkeiten nach Abb. 1 auf genetische Determination bezogen wird, sagt eine solche Schlußfolgerung nichts über den genauen Zeitpunkt aus, für den der Tod eines *Individuums* erwartet werden kann. Das individuelle Verhalten ist mit relativ weiten Spielräumen hinsichtlich der Lebenserwartung vereinbar. Auch therapeutische Eingriffe können das Leben verlängern. Nur ist die relativ kleine Chance dieser Lebensverlängerung, die aus den meisten Statistiken therapeutischer Effektivität hervorgeht, in ihrer Begründung einsehbar. Bei solchen Krankheiten, deren altersabhängige Sterblichkeiten besonders einfach sind, z.B. der Gesamtsterblichkeit parallel gehen, hat Prävention eher die Folge, die *Lebensqualität* zu verbessern als das Leben *erheblich zu verlängern.*

d. Diese Schlußfolgerungen müssen besonders dort Grenzen ihrer Gültigkeit haben, wo sich die „Konstanz" der betreffenden Grundphänomene als nicht oder nicht völlig zutreffend erweist, also z.B. überall dort, wo Umwelt-Einwirkungen so stark sind, daß sie die Gesamt-Sterblichkeiten verändern. Bei solchen Phänomenen lägen dann auch die größten Chancen für Therapie und Prävention.

e. Es wäre also sinnvoll, wenn die Medizinal-Statistik ihr Augenmerk stärker darauf richten würde, Krankheitsverläufe (zeitbezogen, populationsbezogen, altersbezogen) auf ihre entsprechenden zeitlichen und populationsbezogenen Änderungen bei deutlicher relevanter Konstanz einer Obergruppe zu untersuchen, also vorliegende Phänomene einer „vikariierenden Sterblichkeit" zu entdecken.

f. Eine große Zahl von Testungen der Mortalitätssteigerung toxischer Substanzen ist (neben dem Tierversuch) nur in Fall-Kontroll-Studien vorgenommen worden, ohne die Beeinflussung der Gesamtsterblichkeit zu messen. Wo toxikologische Testungen derart verfahren sind, bedarf es einer Korrektur. Nur wo die Gesamtsterblichkeit neben einer partiellen Sterblichkeit (durch eine bestimmte Krankheit) ansteigt, lassen sich Angaben über Toxizitäten sichern.

g. Es wird immer wieder behauptet, bestimmte Noxen, z.B. das Rauchen oder bestimmte Ernährungsformen, verursachten hohe Anteile an der Gesamtsterblichkeit (WHO: 500 000 Tote durch Rauchen in Westeuropa. Die Hälfte der Gewohnheitsraucher stirbt an ihrer Sucht. Zitat Tagespresse). Derartige Angaben sind sicher falsch. Eine Zuordnung bestimmter Todesraten zu bestimmten Verhaltensweisen ist wahrscheinlich *grundsätzlich* nicht möglich. Der Begriff des „vermeidbaren Todes" ist in der augenblicklich praktizierten Bedeutung vermutlich unhaltbar.

h. Das Theorem der vikariierenden Sterblichkeit kann nicht in die Behauptung umgemünzt werden, daß Umwelteinflüsse für die Lebenserwartung belanglos sind. Die Forschungen über „Ungleichheiten" von Gesundheit und Krankheit zwischen geographischen Regionen, sozialen Schichten und Berufen besagen einwandfrei, daß die Sterblichkeit des Menschen von außen beeinflußbar ist. Wie das Theorem der vikariierenden Sterblichkeit mit dem Theorem „Ungleichheit" zu versöhnen ist, muß zunächst offen bleiben.

i. Es wird verständlich, daß „Ungleichheiten" von Morbiditäten oder Mortalitäten in der Regel nur kleine Risikowerte (unter 2) aufweisen. Wo Risiken bestimmter Berufe oder Lebensformen höher sind, sind starke Wirkungen als Ursache zu vermuten, die exogen sind und therapeutisch und präventiv beeinflußbar sein sollten.

Literaturverzeichnis

Abelin T, Averkin JI, Egger M, Egloff B, Furmanchuk AW, Gurtner F, Korotkevich JA, Marx A, Matveyenko II, Okeanov AE, Ruchti C, Schaeppi W (1994) Thyroid cancer in Belarus post-Chernobyl: Improved detection or increased incidence? Sozial- u Präventivmed 39/4:189–197

Adair RK (1995) Comments on "trivial influence etc.". Bioelectromagnetics 16/1:9–10

Adey WR (1988) Cell membranes: the electromagnetic environment and cancer promotion. Neurochem Res 13/7:671–677

Bauer KH (1963) Das Krebsproblem. Springer, Berlin Göttingen Heidelberg. 2. Aufl

Bayreuther K (1978) Der genetisch programmierte Tod. DFG-Mitteilungen. Biowissenschaften 2:18

Becker V, Brandt G, Brunner P, Kaduk B, Rösch W, Stolte M, Thierauf P (1977) Todesursache als Summationsphänomen. Therapiewoche 27:8811–8822

Bertazzi PA, Zochetti C, Pesatori AC, Guercilena S, Sanarico M, Radice L (1989) Ten-year mortality study in the population involved in the Seveso incidence in 1976. Am J Epidemiol 129:1187–1200

Blohmke M, Reimer F (1980) Krankheit und Beruf. Hüthig/Dr. Fischer, Heidelberg

Bofetta P, La Vecchia C, Levi F, Lucchini F (1993) Morality patterns and trends for lung cancer and other tobacco-related cancers in the Americas 1959–1989. Int J Epidemiol 22/3:377–384

Brückner G (1993) Todesursachen 1990/91 im vereinten Deutschland. Wirtschaft und Statistik 4:257–278

Burch PRJ (1978) Smoking and lung cancer: the problem of inferring causes. J R Statistics Soc A 141/4:437–477

Cameron IL, Hardman WE, Winters WD, Zimmerman S, Zimmerman AM (1993) Environmental magnetic fields: influence on early embryogenesis. J cellul Biochem 51/4: 417–425

Campbell M (1963) Death rate from diseases of the heart 1876–1959. Brit med J 528–535

Christian P (1977) Epidemiologie und Psychosomatik der Risikopersönlichkeit.. In: Blohmke M u.a. Handbuch der Sozialmedizin. Enke, Stuttgart ,Bd II, S 235–244

Curtius F (1959) Individuum und Krankheit. Springer, Berlin Göttingen Heidelberg

Davis DL, Hoel D, Fox J, Lopez AD (1990) International trends in Cancer Mortality in France, West Germany, Italy, Japan, England and Wales and the United States. Ann NY Acad Sci 609:5–48, speziell S 43

Doerr W (1981) Ist Altern eine Krankheit? In: Schipperges H (Hrsg) Neue Beiträge zur theoretischen Pathologie. Springer, Berlin Heidelberg New York, S 1–18

Doerr W (1983) Altern – Schicksal oder Krankheit? Sitzungsber Heidelberger Akad Wiss, mathem-naturw Kl 4, Abh

Doerr W (1989) Über den Krankheitsbegriff am Beispiel der Arteriosklerose. Sitzungsber Heidelberger Akad Wiss, math-naturw Kl 2, Abh

Doerr W (1991) Ars longa, vita brevis. (Problemgeschichte kritischer Fragen II.) Springer, Berlin Heidelberg New York etc

Doerr W (1992) Komplementarität der Krankheitsforschung bei Mensch und Tier. Sitzungsber Heidelberger Akad Wiss, math-naturw Kl, 2. Abh

Doll R, Peto R (1981) The causes of cancer: quantitative estimates of avoidable risks of cancer in the United States today. Journal of the National Cancer Institute (NIH) 66 Nr 5:1194-1308

Eberle P (1992) Einwirkung magnetischer Wechselfelder auf menschliche periphere Lymphocyten und tierisches Knochenmark. vde-Verlag, Berlin Offenbach

Engelhard von D (1986) Mit der Krankheit leben. (Grundlagen und Perspektiven der Copingstruktur des Patienten.). Verlag f. Medizin Dr. Fischer, Heidelberg

Enterline PE (1965) Mortality among asbestos products workers in the United States. In: Selikoff IJ, Churg J (eds) Biological effects of asbestos. Ann NY Acad Sci 132, Part 1: 156-165

Fessel M (1978) Mehrsterblichkeit von Rauchern. Lebensversich Med 1982/4

Fisher RA (1959) Smoking: The cancer controversy. Oliver a. Boyd. Edinburgh

Freudenberg K (1954) Nimmt die Krebssterblichkeit zu? Betriebskrankenkasse Nr 14

Freudenberg K (1966) Kritische Bemerkungen zur Krebsstatistik. In: Wagner G (Hrsg) Krebs-Dokumentation und Statistik maligner Tumoren. Schattauer, Stuttgart, S 193–205

Friberg L, Cederlöf R, Lorich U, Lundman T, de Faire U (1973) Mortality in Twins in Relation to Smoking Habits and Alcohol. Arch environm Health 27:294–304

Gass R (1987) Krebsmortalität und Beruf. Soz Präventivmed 32:221–227

Gavrilov LA, Gavrilova NS (1986) The biology of life span: a quantitative approach. Harwood Academic Publishers, Chur London Paris New York Melbourne

Gesundheitswesen, Fachserie 12, Reihe 4 (1990–1993) Todesursachen. Poeschel, Stuttgart

Gompertz B (1825) On the natur of the function mode of determining life contingencies. Philos Transact Roy Soc London A 115:513–585 (Zitat nach Gavrilov u.a. 1986)

Hansen J, Olsen JH, Larsen AI (1994) Cancer morbidity among employees in a Danish pharmaceutical plant. Int J Epidemiol 23:891–898

Hartmann F (1984) Patient, Arzt und Medizin. Verlag f Med Psychologie, Vandenhoeck u. Ruprecht, Göttingen

Heckers H, Burckhard W, Farhos H, Schmahl FW, Platt D (1979) „Risikofaktoren" bei Neunzigjährigen. Verh dtsch Ges Innere Med 85:622–629

Henry JP, Stephans PM (1977) Stress, health, and the social environment. Springer, New York Heidelberg Berlin

Heuchert G, Enderlein G, Stark H (1992) Beziehungen zwischen physischer Belastung, Alter, Körpergewicht und Prävalenz degenerativer Befunde am Bewegungsapparat. Verh dtsch Ges Arbeitsmed 32:141–145

Hill AB (1965) The environment and disease: association or causation? Proc R Soc Med 58:295–300

Johnson Z, Jennings S, Fogarty J, Johnson H, Lyons R, Doorley P, Hynes M (1991) Behavioural risk factors among young adults in small areas with high mortality versus those in low-mortality areas. Int J Epidemiol 20/4:989–996

Jores A (1956) Der Mensch und seine Krankheit. Klett, Stuttgart, S 53

Junge B, Hoffmeister H (1987) Das mittlere Sterbealter für ausgewählte Todesursachen und die Mortalitätsstruktur in der Bundesrepublik Deutschland. Lebensversicherungsmed 2:50–55

Just H, Hort W, Zeiher AM (eds) (1994) Arteriosclerosis. Steinkopff u Springer, Darmstadt New York (Suppl Basic Res Cardiol 89, Suppl 1)

Kalmijn AJ (1974) The detection of electric fields from inanimate and animate sources other than electroorgans. In: Fessard A (ed) Handbook of sensory physiology III/3: 147–200. Springer, Berlin Heidelberg New York

Kuhn TS (1953) Die Struktur wissenschaftlicher Revolutionen. Suhrkamp, Frankfurt

Kullnik U (1992) Influence of weak non-thermic high-frequency electromagnetic fields on the membrane potential of nerve cells. Bioelectrochem Bioenergetics 27:293–304

Leinsalu M (1995) Time trends in cause-specific mortality in Estonia from 1965–1989. Int J Epidemiol 24/1:106–113

Leiss J (1982) Die Todesursache unter individuell-pathologischen Gesichtspunkten. Dtsch med Wschr 107:1069–1072

Levi F, La Vecchia C, Luccini F, Boyle P (1993) Cancer incidence and mortality in Europe, 1983–1987. Soz- u Präventivmed 38, Suppl 3

Linzbach AJ (1981) Altern als Folge der Polypathie am Beispiel des menschlichen Herzens. In: Schipperges H (Hrsg) Neue Beiträge zur Theoretischen Pathologie. Springer, Berlin Heidelberg New York, S 19–30

Loewenstein WR, Rose B (1992) The cell-cell channell in the control of growth. Seminars Cell Bol 3:59–79

Lorenz K (1965) Über tierisches und menschliches Verhalten. (Ges Abh) Piper, München, Bd I

Lown B, Verrier R, Corbalan R (1973) Psychologic stress and threshold for repetitive ventricular response. Science 182:834

Matanoski G, Elliot E, Breysse P (1990) Poster presented in the annual department of energy/Epri contractors review on biological effects from electric and magnetic fields. Portland OR, November 1989. Zit. nach Environmental Protection Agency (EPA)

Mayer R (1951) Zit. nach Mittasch A

Meyer R (1994) Beeinflussen elektromagnetische Felder die Zellfunktion? Newsletter. Forschungsgemeinschaft Funk 2/3:2–4

Milham S jr (1985) Mortality in workers exposed to electromagnetic fields. Environment Health Perspectives 62:297–300

Mittasch A (1951) Wilhelm Ostwalds Auslösungslehre. Sitzungsber Heidelberger Akad Wiss, math-naturw Kl 1. Abh

Moolgavkar SH, Stevens RG (1981) Smoking and cancers of bladder and pancreas. J Nat Cancer Inst 67:15–23

Norrish A, North D, Yee RL, Jackson R (1995) Do cardiovascular disease risk factors predict all-causes mortality? Internat J Epidemiol 24:908–914

Ostwald W (1951) Zit. nach Mittasch A

Pearl R, Raekham R (1948) Human Biology 4, 80 (1932), zit. nach Rössle R: Warum sterben so wenig Menschen eines natürlichen Todes? Experientia 4/8:295–304

Peller S (1925) Die Krebsfrequenz und die Frage der Krebszunahme. Z f Krebsforschung 22:317–358

Pershagen G, Ericson A, Otterblad-Olausson P (1992) Maternal smoking in pregnancy: Does it increase the risk of childhood cancer? Int J Epidemiol 21/1:1–5

Pickard WF (1995) Trivial influences: a double stochastic poisson process model permits the detection of arbitrary small electromagnetic signals. Bioelectromegnatics 16/1:2–6

Poche R (1993) Zur Morphologie der Phlebosklerose im Alter. Phlebologie 22:236–252

Poikolainen LK, Eskola J (1995) Regional and social class variation in the relative risk of death from amenable causes in the city of Helsinki, 1980–1986. Int J Epidemiol 24/1: 114–118

Popper KR (1982) Logik der Forschung (7. Aufl). Mohr, Tübingen

Reiter JR (ed) (1981) The pineal gland. 3 Bed. CRC press, Boca Raton

Reiter RJ (1992) Alterations of the circadian melatonin rhythm by the electromagnetic spectrum: a study in environmental toxicology. Regul Toxicol Pharmacol 15/3:226–244

Remmer H (1985) Umwelt und Gesundheit. Pharma-dialog 89, Bundesverb d pharmazeutischen Industrie. Frankfurt

Rifkind BM (1984) The lipid research clinics coronary primary prevention trial results. II. The relationship of reduction in incidence of coronary heart disease to cholesterol lowering. J amer Med Ass 251/3:365–374

Rifkind BM (1987) Gemfibrozil, lipids and coronary risk. N Engl J Med 317/20:1279–1281

Rinkevich B, Lauzon RJ, Brown BWM, Weissman IL (1992) Evidence for a programmed life-span in a colonial protochordate. Proc Natl Acad Sci USA 89:3546-3550

Ron E, Boice JD jr, Hamburger S, Stovall M (1994) Mortality following radiation treatment for infertility of hormonal origin or amenorrhoea. Int J Epidemiol 23:1165–1173

Rössle R (1948) Warum sterben so wenig Menschen eines natürlichen Todes? Experientia 4/8:295-301

Rüdiger W (1990) Cancerogenic risk by endogenous factors and processes. Mutation Research 238/3:173-332

Rutenfranz J (1983) Arbeitsbedingte Erkrankungen – Überlegungen aus arbeitsmedizinischer Sicht. Arbeitsmed, Sozialmed, Präventivmed 18:257-267

Rutstein DD, Berenberg W, Chalmers TC u.a. (1976) Measuring the quality of medical care. N Engl J Med 294:582–588

Schaefer H (1976) Die Hierarchie der Risikofaktoren. Medizin, Mensch, Gesellschaft 1/3: 141–146

Schaefer H (1983) Über die Wirkung elektrischer Felder auf den Menschen. Sitzungsber Heidelberger Akad Wiss, math-naturw Kl 3. Abh

Schaefer H (1990) Das Prinzip Psychosomatik. E. Fischer, Med. Verlag, Heidelberg

Schaefer H (1991) Gefährden Magnetfelder die Gesundheit? Sitzungsber Heidelberger Akad Wiss, math-naturw Kl 4. Abh

Schaefer H (1992) Modelle in der Medizin. Sitzungsber Heidelberger Akad Wiss, math-naturw Kl 1. Abh

Schaefer H (1995) Gefährdet Elektrosmog die Gesundheit? Akademie für Technikfolgenabschätzung. Stuttgart

Schaefer H, Blohmke M (1977) Herzkranz durch psychosozialen Stress. Hüthig, Heidelberg

Schaefer H, Blohmke M (1978) Sozialmedizin. 2 Aufl. Thieme, Stuttgart

Schartl M (1995) Modellsysteme für die Untersuchung genetischer Faktoren in der Krebsentstehung. Naturwiss 82:209–218

Schettler G (1982) Der Mensch ist so jung wie seine Gefäße. Piper, München

Schmidtchen G (1977) Selbstschädigende Mechanismen. (Motive des Medikamenten- und Genußmittelmissbrauchs, des Drogenkonsums, der Suizidtendenz.) Soz Präventivmed 22:5-10

Selye H (1950) Stress. Acta med Publ. Montreal

Sheppard AR (1995) Comments on "trivial influences". Bioelectromagnetics 16/1:12–16

Sich D, Diesfeld HJ, Deigner A, Habermann M (Hrsg) (1993) Medizin und Kultur. Lang, Frankfurt/Main Berlin Bern New York Paris Wien

Sinnett PF (1975) The people of Murapin. (Inst of med Res Papua New Guinea.) Classey Ltd Faringdon, Oxon

Skrabanek P, Mc Cormick J (1993) Torheiten und Trugschlüsse in der Medizin Kirchheim, Mainz

Suadicani P, Hein HO, Gyntelberg F (1994) Serum validated tobacco use and social inequalities in risk of ischaemic heart disease. Int J Epidemiol 23/2:293–300

Tautu P, Wagner G (1984) An approach to oncological genetics. J Cancer Res Clin Oncol 107:141–148

Thériault G, Goldberg M, Miller AB, Armstrong B, Guenel P, Deadmen J, Imbernon E, To T, Chevalier A, Cyr D, Wall C (1994) Cancer risks associated with occupational exposure to magnetic fields among electric utility workers in Ontario and Quebec, Canada and France: 1970–1989. Amer J Epidemiol 139/6:550–592

Törnquist S, Norell S, Ahlbom A, Knave B (1986) Cancer in the electric power industry. Brit J Ind Med 43:212–213

Vagerö D, Ahlbom A, Olin R, Sahlsten C (1985) Cancer morbidity among workers in the telecommunications industry. Br J Ind Med 42:191–195

Verworn M (1918) Kausale und konditionale Weltanschauung. 2. Aufl. Fischer, Jena

WHO (1972) Risk of disease and disability. WHO Copenhagen. EURO 4911

Wilson BW, Anderson LE (1990) ELF electromagnetic field effects on the pineal gland. In: Wilson BW, Stevens RG, Anderson LE (eds) Extremely low frequency electromagnetic fields: the question of cancer. Battelle Press, Columbus, Richland, p 159–186

Wynder EL (ed) (1987) Workshop on guidelines to the epidemiology of weak associations. Prev Med 16:139–212

Wynder EL (1990) Epidemiologic issues in weak associations. Int J Epidemiol 19/3 Suppl 1:5–7